Pablo Oppezzo

Le rôle de l'enzyme AID dans la Leucémie Lymphoïde Chronique

Pablo Oppezzo

Le rôle de l'enzyme AID dans la Leucémie Lymphoïde Chronique

Rôle de la cytidine deaminase induite par l'activation (AID) dans la progression de la Leucémie Lymphoïde Chronique

Presses Académiques Francophones

Impressum / Mentions légales
Bibliografische Information der Deutschen Nationalbibliothek: Die Deutsche Nationalbibliothek verzeichnet diese Publikation in der Deutschen Nationalbibliografie; detaillierte bibliografische Daten sind im Internet über http://dnb.d-nb.de abrufbar.
Alle in diesem Buch genannten Marken und Produktnamen unterliegen warenzeichen-, marken- oder patentrechtlichem Schutz bzw. sind Warenzeichen oder eingetragene Warenzeichen der jeweiligen Inhaber. Die Wiedergabe von Marken, Produktnamen, Gebrauchsnamen, Handelsnamen, Warenbezeichnungen u.s.w. in diesem Werk berechtigt auch ohne besondere Kennzeichnung nicht zu der Annahme, dass solche Namen im Sinne der Warenzeichen- und Markenschutzgesetzgebung als frei zu betrachten wären und daher von jedermann benutzt werden dürften.

Information bibliographique publiée par la Deutsche Nationalbibliothek: La Deutsche Nationalbibliothek inscrit cette publication à la Deutsche Nationalbibliografie; des données bibliographiques détaillées sont disponibles sur internet à l'adresse http://dnb.d-nb.de.
Toutes marques et noms de produits mentionnés dans ce livre demeurent sous la protection des marques, des marques déposées et des brevets, et sont des marques ou des marques déposées de leurs détenteurs respectifs. L'utilisation des marques, noms de produits, noms communs, noms commerciaux, descriptions de produits, etc, même sans qu'ils soient mentionnés de façon particulière dans ce livre ne signifie en aucune façon que ces noms peuvent être utilisés sans restriction à l'égard de la législation pour la protection des marques et des marques déposées et pourraient donc être utilisés par quiconque.

Coverbild / Photo de couverture: www.ingimage.com

Verlag / Editeur:
Presses Académiques Francophones
ist ein Imprint der / est une marque déposée de
AV Akademikerverlag GmbH & Co. KG
Heinrich-Böcking-Str. 6-8, 66121 Saarbrücken, Deutschland / Allemagne
Email: info@presses-academiques.com

Herstellung: siehe letzte Seite /
Impression: voir la dernière page
ISBN: 978-3-8381-8992-5

THESE DE DOCTORAT DE L'UNIVERSITE PARIS VI

Spécialité: IMMUNOLOGIE

présentée par

Pablo OPPEZZO

pour l'obtention du titre de

DOCTEUR de l'UNIVERSITE PARIS VI

ROLE DE LA CYTIDINE DEAMINASE INDUITE PAR L'ACTIVATION (AID) DANS LA LEUCEMIE LYMPHOÏDE CHRONIQUE.

Soutenue le 7 mars 2005, devant le jury composé de:

Pr Catherine SAUTES-FRIDMAN	: Président
Pr Guillaume DIGHIERO	: Directeur de Thèse
Pr Michele GOODHARDT	: Rapporteur
Pr Hélène MERLE-BERAL	: Rapporteur
Pr Jean-Claude WEILL	: Examinateur

THESE DE DOCTORAT DE L'UNIVERSITE PARIS VI

Spécialité: IMMUNOLOGIE

présentée par

Pablo OPPEZZO

Titre en anglais :

ROLE OF ACTIVATION INDUCED CYTIDINE DEAMINASE (AID) IN CHRONIC LYMPHOCYTIC LEUKEMIA.

Keywords: Chronic Lymphocytic Leukemia.– B lymphocyte. Hypermutation Somatic.– Class Switch Recombination. Activation Induced Cytidine Deaminase.

a LETICIA et a MATEO.

avec tout mon amour.

A mes parents

A mes amis

en témoignage de ma gratitude et

de mon affection.

TABLE DES MATIERES

TABLE DES ILLUSTRATIONS.

ABREVIATIONS.

Ig: Immunoglobuline.

Ag: Antigène.

CG: Centre germinatif.

AID: « Activation induced cytidine déaminase »

BCR: « B cells receptors »

CI: Commutation isotypique.

HS: Hypermutation somatique.

CD: Cellules dendritique.

CDF: Cellule Dendritique Folliculaire.

sIg: Immunoglobuline de surface

V_H: « Variable heavy chain »

V_L: « Variable light chain »

C_H: « Constant heavy chain »

Ac: Anticorps.

TI: T indépendant.

TD: T dépendant.

NK: « Natural Killer »

HSCs: « Hematopoietic stem cells »

SCF: « Stem Cell Factor »

CLP: « Common Lymphoid Progenitor »

bHLH: « basic Helix-Loop-Helix »

EBF: « Early B-cell Factor »

UNG: Uracil-DNA glycosidase

BSAP: « B-cell-specific activator protein »

RE: Réticulum Endoplasmique.

TdT: Terminal-déoxynucléotidyl-Transférase

BiP: Ig Binding Protein

FP: « Fraction-II follicular precursors »

MZ: « Marginal Zone »

BLIMP: « B-lymphocyte-induced maturation protein »

RSS: « Recombination Signal Sequence »

DSB: « Double-Strand Breaks »

NHEJ: « Nonhomologous DNA End-Joining »

SSB: « Single Strand Breaks »

MMR: « Mismatch Mechanism Repair »

CDR: « Complementary Determining Region »

FR: « Framework Region »

S : « switch »

ORF: « Open Reading Frame »

BER: « Base-Excision Repair »

Th: « T-helper »

NLS: « Nuclear Localization Signal »

NES: « Nuclear Export Sequence »

9

PREFACE

L'étude du processus d'hypermutation somatique (HS) du clone tumoral B dans la Leucémie Lymphoïde Chronique (LLC) s'avère être le meilleur marqueur pronostique de cette maladie. Elle permet de distinguer deux formes de LLC comportant un pronostic très différent. Les malades exprimant des gènes d'immunoglobulines (Igs) qui ont suivi le processus d'HS montrent un bon pronostic, alors que les malades exprimant des gènes d'Igs sans mutations connaissent une évolution plus défavorable. Le travail de ce mémoire a été consacré à l'étude des phénomènes d'HS et de commutation isotypique (CI) dans la LLC dans le but de comprendre: 1) Comment se déroulent ces processus dans cette maladie? 2) Quel est le rôle joué par la cytidine déaminase induite par l'activation (AID) dans l'HS et la CI ? 3) Quels sont les gènes différemment exprimés chez les malades mutés et non mutés et en quoi contribuent-ils à l'établissement du pronostic de cette maladie? et 4) En quoi l'étude de ces questions peut aider à mieux définir la contrepartie normale de la cellule B qui prolifère dans la LLC?

Dans le premier et deuxième travail nous avons étudié les processus d'HS et de CI dans la LLC. Le premier nous a permis de montrer que chez tous les malades ayant la LLC, les lymphocytes B expriment des IgM et IgD de surface même après avoir accompli le processus de HS. De plus nous avons trouvé que certains malades n'ayant pas eu d'HS, sont capables d'avoir un processus de CI (Oppezzo et al. 2002). Dans le deuxième travail nous avons pu établir que ces malades, montrant une claire dissociation entre les processus d'HS et de CI, sont capables d'exprimer l'AID de façon constitutive. Ces résultats montrent pour la première fois l'expression de cette déaminase dans la LLC et permettent d'exclure la possibilité que les cellules B de LLC avec des gènes d'Igs non mutés puissent correspondre à des cellules B naïves comme a été proposé auparavant (Oppezzo et al. 2003).

Le troisième travail a été consacré à l'étude de la régulation de l'expression de l'AID dans les cellules B de LLC. Nous avons pu démontrer qu'une régulation au niveau post-transcriptionnelle du gène Pax-5 joue un important rôle dans l'expression de l'AID. Cette régulation se fait à travers l'expression de différentes isoformes de la protéine BSAP, par un mécanisme d'épissage alternatif, car l'expression d'AID n'est observée que si la forme complète de la protéine BSAP (Pax-5a) est présente. Par contre l'expression soit du variant d'épissage dépourvu de l'exon 8 (Pax-5/Δ-Ex8) seul ou avec une quantité faible de Pax-5a est toujours associée à l'absence d'expression d'AID. De plus, les résultats obtenus permettent aussi d'avancer l'hypothèse que d'autres protéines comme Id-2 et BLIMP-1, soient aussi impliquées dans le contrôle de l'AID et indirectement dans la CI (Oppezzo et al. 2004).

En utilisant des puces d'ADN dans la LLC nous avons pu montrer que trois gènes pourraient être candidats comme marqueurs de remplacement de la génétique des Igs: les gènes LPL et ZAP-70 dont l'expression est augmentée dans les LLCs non mutées et le gène ADAM29 qui est surexprimé dans les formes mutées. Dans le quatrième travail nous avons donc étudié, dans une série de 127 malades, l'expression des différents gènes et leur corrélation avec le profil de mutation des Igs. Les résultats ont démontré l'intérêt pronostique de l'étude conjointe de l'expression de LPL et ADAM29. Elle permet une évaluation pronostique semblable à celle de l'étude de ZAP-70 et du profil mutationnel pour les stades initiaux de la maladie et semble supérieure à ces deux marqueurs pour les stades avancés. (Oppezzo et al, Blood *en révision*).

Finalement, en ce qui concerne la contrepartie normale du lymphocyte B qui prolifère dans cette maladie nos résultats ont davantage permis d'écarter des hypothèses que d'en établir une. Ils montrent la difficulté d'essayer de classer le lymphocyte B tumoral comme une cellule B mémoire ou naïve et suggèrent que d'autres possibilités puissent être aussi envisagées.

RESUME EN ANGLAIS

In CLL, the mutational profile of immunoglobulins (Igs) genes is associated to disease prognosis. The important prognostic difference observed according to this profile suggests two types of CLL: one could arise from B-cells without somatic hypermutation (SHM) and has a poor prognosis whereas the other form could derive from B cells having experienced SHM and is associated to a good prognosis. In this work we have studied the processes of SHM and class switch recombination (CSR) in CLL B-cells. The aims of these studies were to answer to the following items: 1) How do SHM and CSR take place in CLL B-cells? 2) What it is the role of Activation Induced cytidine Deaminase (AID) in HMS and CSR in CLL? 3) Which are the genes differentially expressed by mutated and unmutated B-cells sub-populations and which of them could be used as surrogates of IgV_H gene analysis? and 4) Which is the normal counterpart of CLL B-cells?

In the two initial studies we have analyzed the processes of SHM and CSR in CLL B-cells. In the first work we have shown that: a) the expression of IgD is not related to the SHM and/or the activation of CSR pathway. b) Both processes (SHM and CSR) are dissociated in some CLL patients, who display active CSR in the absence of SHM (Oppezzo et al. 2002). These results led us to study the expression of AID in circulating CLL B cells. This work allowed us to show for the first time the constitutive expression of AID in CLL B-cells, which predominated among unmutated patients displaying an active CSR process. Interestingly, despite this expression, and the appearance of mutations in pre-switch μ-region, the VDJ rearrangement did not undergo SHM. These results favor the view that AID may act by different ways in CSR and SHM and suggest that a factor other than AID may be limiting for SHM process in CLL B-cells (Oppezzo et al. 2003).

The third work was devoted to study the regulation mechanisms involved in AID expression in human normal and CLL B-cells. For this we have studied the role of Pax-5, Id-2 and prdm-1 genes in correlation to AID expression. Our results show that the presence of AID protein and CSR is associated with high expression of the complete form of Pax-5 gene (Pax-5a). In contrast, an absence of AID and CSR is consistently associated to a reduction of Pax-5a transcripts and the appearance of a second spliced transcript containing a deletion in the C-terminal domain (Pax-5/Δ-Ex8). We also demonstrated that both isoforms of BSAP are able to bind to the AID-promoter region and that AID expression is correlated with a decrease in Id-2 and prdm-1 transcripts. These results suggest that Pax-5/Δ-Ex8, an alternative splicing product of Pax-5 gene in human B-cells, could play an important role in the control of its own transcription and indirectly in AID expression and CSR regulation (Oppezzo et al. 2004).

While ZAP-70 has been shown to be over expressed in patients displaying unmutated (UM) IgV_H genes, a previous micro array study from our group showed over expression of LPL and ADAM29 genes among UM and mutated (MT) CLLs, respectively. We quantified expression of LPL (L) and ADAM29 (A) genes by RQ-PCR, and ZAP-70 protein by flow-cytometry in a cohort of 127 CLL patients, and evaluated the correlations with the IgV_H mutational status and clinical outcome. Our results show that LPL and ADAM29 expression levels correlate with the mutational profile of IgV_H genes as well, if not better, than ZAP-70. Combination of the L/A ratio with ZAP-70 expression provides an accurate prediction of the IgV_H mutational status. In addition, the L/A ratio is a prognostic indicator, which appears to outmatch ZAP-70 in terms of survival prediction for advanced CLL cases (Oppezzo et al, Blood in revision).

Finally, as concerns the B-cell origins of CLL B cells, our results highlight the difficulty in assigning a normal counterpart to B-CLL cells and raise the possibility that a different B-cell-development pathway, independent from classical germinal centers, might exist in this disease.

INTRODUCTION.

Les lymphocytes B et T constituent des modèles privilégiés pour l'étude des événements moléculaires impliqués dans la différentiation et l'activation cellulaire. Etant de manipulation facile « in vitro » et non essentiels pour la survie de l'organisme, ils permettent la génération de différents modèles de souris transgéniques ou « knock-out » pour les étudier. De plus, leur transformation maligne, qui donne lieu à ce que l'on appelle les syndromes lymphoprolifératifs, est de grande importance dans l'étude de l'ontogénie des lymphocytes et en conséquence pour la santé humaine. Au cours des dernières années, les études cytochimiques, phénotypiques, cytogénétiques et plus récemment l'étude des gènes codant pour les immunoglobulines (Igs), ont permis une meilleure compréhension de la physiopathologie de ces proliférations lymphoïdes. Les syndromes lymphoprolifératifs qu'engagent le lymphocyte à des stades différents de sa différenciation, permettent d'étudier des populations cellulaires homogènes bien définies d'un point de vue moléculaire, peu représentées dans des conditions physiologiques et constituent donc de remarquables modèles pour l'étude de l'ontogénie du lymphocyte B (Pritsch 1997).

Au cours de son développement, le lymphocyte B acquiert la capacité à répondre aux différents antigènes (Ags) extérieurs et non aux Ags du soi. L'immunité humorale dépend de la production des Igs capables de reconnaître toute la gamme de ces Ags avec une haute affinité. La génération de cette diversité est liée à trois modifications différentes dans les gènes codant pour les Igs : a) *Le processus de recombinaison génétique*, il a lieu sur les gènes codants pour les régions variables (V), de diversité (D) et de jonction (J). Cette recombinaison donne lieu à la formation du domaine variable d'une immunoglobulin (Ig), lequel sera ensuite associé à la région constante Cµ pour établir le premier répertoire de Igs de type IgM (Grawunder and Harfst 2001). Cet événement qui survient dans le foie embryonnaire et dans la moelle osseuse, est indépendant des interactions de la cellule B avec l'Ag et avec le lymphocyte T.

Les deux étapes suivantes ont lieu lors de la rencontre des cellules B avec un Ag dont la reconnaissance se fait par leur récepteur (BCR) pour « B-cell receptor ». En réponse à cette rencontre, les cellules commencent à proliférer et après différents signaux reçus au travers du BCR elles deviennent capables de générer le centre germinatif (CG), une forme particulière anatomique dans laquelle les deux modifications génétiques suivantes ont lieu. b) *Le processus*

13

de commutation isotypique (CI), il permet l'assemblage du domaine variable (VDJ) au domaine constant d'une chaîne lourde (C_H) situé en aval. Par ce processus, la fonction effectrice de l'Ig exercée par le domaine C_H est modifiée donnant lieu à l'expression des différents isotypes des Igs (IgG, IgA et IgE) (Durandy and Honjo 2001 ; Kenter 2003). **c) *Le processus de hypermutation somatique (HS)*,** elle est aussi dépendant du l'Ag et s'opère sur les domaines variables des chaînes lourdes (VDJ) et des chaînes légères (VJ) introduisent des mutations ponctuelles et plus rarement des délétions et/ou insertions. Elle induit soit la sélection positive des cellules B dont le BCR est à haute affinité pour l'Ag, soit une sélection négative de celles dont le BCR est à faible affinité ou qui présentent une spécificité pour les auto-antigènes (Besmer et al. 2004).

La CI et la HS sont des événements qui se déroulent dans les organes lymphoïdes secondaires et sont dépendants de l'Ag et du lymphocyte T (Durandy and Honjo 2001; Kenter 2003). Des travaux récents ont montré que, pendant cette phase, une enzyme appelée AID pour « Activation-Induced cytidine Deaminase » joue un rôle clé dans la régulation de la CI et de la HS. L'AID est exprimée principalement dans les organes lymphoïdes secondaires et son expression est spécifique du lymphocyte B (Kinoshita et al. 2001). Les premières études sur cette enzyme montrent que : **a)** des lignées murines B annulées pour l'expression de l'AID et des cellules B de patients atteints du « Syndrome d'Hyper-IgM », caractérisé par une mutation au niveau de l'AID qui la rend non fonctionnelle, se sont avérées incapables de procéder à l'HS et à la CI (Revy et al. 2000). **b)** des lignées plasmocytaires obtenues à partir de souris dépourvues de l'AID s'avèrent aussi incapables de faire la CI et l'HS, mais deviennent capables d'effectuer ces deux processus lorsque le gène de l'AID leur est transfecté (Okazaki et al. 2002; Yoshikawa et al. 2002). Ces résultats montrent un rôle essentiel de cette enzyme dans la deuxième étape de la génération de la diversité des Igs. Toutefois, le mécanisme par lequel l'AID induit les processus de CI et HS n'est pas élucidé à ce jour.

I.   Les lymphocytes B.

Les lymphocytes totaux contiennent trois populations lymphocytaires distinctes: les lymphocytes B, T et NK. Les lymphocytes T et B remplissent des fonctions différentes mais sont capables les uns et les autres de reconnaître l'Ag à travers des récepteurs spécifiques. Les cellules T se différencient à partir de leurs précurseurs dans le thymus, alors que les cellules B, chez les mammifères, se différencient dans le foie fœtal, puis dans la moelle osseuse chez l'adulte. Ces sites de différenciation sont appelés organes lymphoïdes primaires, et à ce niveau les lymphocytes sont produits à un taux élevé (10^9 cellules/jour). Une partie de ces cellules migre à travers la circulation sanguine vers les organes lymphoïdes secondaires (rate, ganglions lymphatiques, amygdales et tissu lymphoïde associé aux muqueuses). Les lymphocytes du sang chez l'homme représentent environ 30% des leucocytes. Parmi ceux-ci, 70% sont des lymphocytes T, 15% des lymphocytes B, et 15% sont des cellules tueuses naturelles (NK pour « *natural killer* »).

Les lymphocytes, expriment à leur surface différentes molécules (CD pour "*cluster of differentiation*") qui peuvent être caractéristiques de chaque lignée cellulaire (marqueurs de lignées), de différents stades de maturation (marqueurs de différenciation), ou de différents états d'activation cellulaire (marqueurs d'activation). Les lymphocytes B sont définis par la présence d'une Ig de membrane, (sIg) pour « surface Ig ». La majorité des cellules B périphériques humaines expriment à leur surface des Igs de deux classes, IgM et IgD. Le récepteur de surface appelé BCR pour « B-cells receptors » est composé de la sIgM, associée de façon non covalente à un hétéro-dimère CD79a/CD79b qui joue un rôle essentiel dans la transduction du signal après une activation par l'Ag. Dans la pratique courante, les marqueurs CD19, CD20 et CD22 sont les plus fréquemment utilisés pour identifier les cellules B humaines.

Les cellules B expriment aussi certains récepteurs de surface qui jouent un rôle essentiel dans la coopération avec les cellules T. C'est le cas de la molécule CD40 et sa contrepartie CD40-ligand (CD40L, CD154) exprimé à la surface des lymphocytes T activés. CD72 est une autre molécule dont le ligand spécifique est la molécule CD5 exprimée en règle générale par la cellule T. Concernant néanmoins a la molécule CD5, il est intéressant de citer le cas particulier d'une sous-population de lymphocytes B appelés cellules B-1 ou Ly-1 chez la souris laquelle est capables d'exprimer cette molécule. Ces cellules expriment CD5 constituent donc une lignée de différenciation distincte de celle des autres lymphocytes B ou B-2 (DONO et al. 2003; Stall and Wells 1996).

II. Développement et différenciation du lymphocyte B.

La différenciation B désigne l'ensemble des événements qui, à partir d'une cellule souche multipontentielle, aboutissent aux cellules synthétisant des molécules d'Igs. Cette première phase de différenciation, réalisée dans les organes lymphoïdes primaires, consiste à produire une population diversifiée de lymphocytes B. Les processus moléculaires les plus importants, qui surviennent pendant cette phase, sont les réarrangements et l'expression des gènes codant pour les Igs ainsi que l'expression d'autres glycoprotéines spécifiques, à la surface des cellules B. La deuxième phase de la différenciation consiste à exporter les cellules B vers les organes lymphoïdes secondaires, où elles vont finir leur différentiation au travers d'une diversification de leur récepteur pour l'Ag. Cette diversification a pour finalité d'augmenter l'affinité des anticorps (Ac) pour l'Ag (processus d'HS) et de moduler la réponse effectrice (processus de CI) (Durandy and Honjo 2001; Kenter 2003).

Le développement des lymphocytes B peut être divisé en deux étapes: une étape indépendante de la présence de l'Ag (TI) ou étape de maturation initiale, et une étape dépendent (TD) ou étape de maturation terminale.

A. L'étape de différenciation initiale (indépendante de l'Ag) et son contrôle au niveau transcriptionnelle.

Ce processus (concomitant avec ceux des autres lignées hématopoïétiques) se développe à partir des cellules souches hématopoïétiques multipontentielles provenant de la région de la splanchnopleure para-aortique chez l'embryon (Cumano et al. 1996). Ces cellules souches ont comme caractéristiques fonctionnelles, une capacité de différenciation vers différentes lignées, et une capacité d'auto-rénouvellement. Il a été démontré que des cellules isolées provenant de la moelle osseuse foetale humaine, avec un phénotype $CD34^+CD38^-Lin^-DR^-$, pouvaient produire des éléments du microenvironnement stromal ainsi qu'une lympho-hémopoïèse (Huang and Terstappen 1992).

1) De la cellule souche au progéniteur B

Les étapes initiales de l'engagement de la cellule souche vers la lignée lymphoïde ne sont pas encore bien définies. Il a été postulé que des signaux extracellulaires provenant des cellules stromales seraient à l'origine de cet engagement, qui déclencherait l'activation des différents facteurs de transcription. Toutes les cellules sanguines incluant les lymphocytes sont dérivées des cellules souches hématopoïétiques, (HSCs) pour «hematopoietic stem cells».

Un des premiers récepteurs exprimés par les HSCs est la molécule CD44 qui se lie à l'acide hyaluronique produit par la cellule stromale. Cette interaction permet la liaison entre le récepteur *c-kit* de la HSC et le SCF (pour *"stem cell factor"*) de la cellule stromale. Ensuite, s'active l'expression du récepteur pour l'IL-7, lequel joue un rôle important dans la poursuite du développement des cellules grâce à l'IL-7 sécrétée par les cellules stromales. A partir de cette population d'origine, le groupe de Weissman a identifié chez la souris un clone progéniteur lymphoïde commun (CLPs) pour « Common Lymphoid Progenitors ». Ces cellules ont un phénotype IL-7Rα[+], Lin[neg], Sca-1[faible], c-Kit[faible] et sont capables de se différencier en cellules T, B et NK mais pas en cellules myéloïdes (Kondo et al. 1997). Le candidat chez l'homme de cette population a été identifié par Akashi et al (Akashi et al. 2000) et le phénotype de ces cellules est CD45RA[+], Lin[neg], CD34[+], CD10[+], Thy-1[neg]. De la même façon que chez la souris cette population exprime aussi IL-7R et elle est capable de produire des cellules B, NK et dendritiques. Curieusement, chez l'homme cette population n'est pas capable de se différencier en cellules T, mais des travaux supplémentaires sont nécessaires pour éclaircir ces résultats (Akashi et al. 2000). Les mécanismes à l'origine d'une différenciation de la population CLP vers des cellules B et T sont mal connus à ce jour. Cependant, des études récentes sur le contrôle transcriptionnelle dans le développement de la cellule B ont permis de mieux comprendre ce processus complexe. (Figure 1).

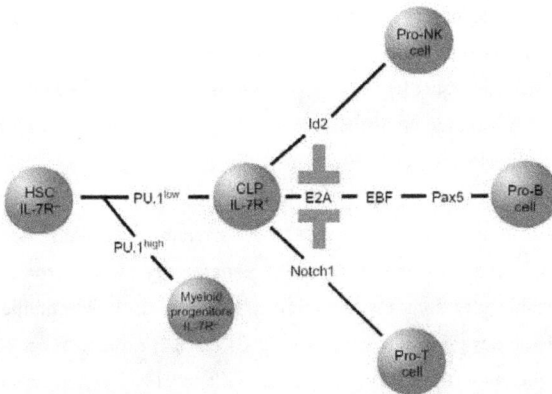

Figure 1 :   **Le contrôle génétique à l'origine de la différentiation de la population HSC.** Niveaux faibles de PU.1 sont capables d'activer l'expression de l'IL-7α pour engager la lignée lymphoïde. La première aboutit au développement B, lequel dépend de l'expression des facteurs de transcriptions E2A, EBF et Pax-5. L'interférence d'Id-2 bloque le développement B et promeut l'engagement de la lignée NK. L'exposition des progéniteurs lymphoïdes au micro-environnement du thymus active l'expression de Notch1 laquelle engage la lignée T et interfère avec le développement B à travers l'inhibition d'E2A. (*d'après Current Opinion in Immunology, Schebesta et col. 2002*).

Différents facteurs de transcription avec leurs inhibiteurs et leur mode d'action ont été mis en évidence. La première molécule identifiée au cours du développement des cellules HSCs est la protéine PU.1 (produit par le gène *Spi-1*) Figure 1. L'absence de ce facteur de transcription chez la souris, génère un blocage spécifique des lignées myéloïdes et lymphoïdes (DeKoter et al. 1998). Ce résultat est en faveur de l'existence d'un progéniteur commun pour ces deux lignées. Concernant néanmoins les cellules CLPs, plusieurs facteurs de transcription et d'inhibition ont été identifiés.

Le premier joue un rôle clé dans l'avenir de la population lymphoïde. Il s'agit du facteur de transcription *Ikaros*. Ce gène exprime cinq isoformes différentes contenant des doigts de zinc, générées par épissage alternatif (Ik-1 à Ik-5) et il est à l'origine de la différentiation vers des lymphocytes B, T et les cellules NK. (Georgopoulos et al. 1994). L'autre facteur important est un deuxième membre de la famille *Ikaros*, le facteur de transcription *AIOLOS*. Ce facteur interagit avec *Ikaros* pour régler la différentiation lymphocytaire (Morgan et al. 1997).

Par la suite, différentes molécules sont impliquées dans la production des trois lignées lymphoïdes: d'une part l'inhibiteur de différentiation Id-2, il a été décrit comme un facteur essentiel pour la production des cellules NK (Yokota et al. 1999) et d'autre part la molécule *Notch1* (membre de une famille de récepteurs transmembranaires), qui est responsable de diriger la différentiation vers les cellules T. (Pui et al. 1999). Des études montrent que Id-2 (Benezra et al. 1990) et Hes1 (Sasai et al. 1992) (un répresseur transcriptionnelle induit par Notch1) sont capables de supprimer le passage vers les cellules pro-B à travers l'inactivation du facteur de transcription E2A. Ces résultats suggèrent l'existence d'un mécanisme moléculaire similaire par lequel les CLPs produisent des cellules NK ou bien des cellules T alors que le progéniteur lymphoïde choisit par défaut l'engagement vers les cellules B en absence d'autre signalisation (Schebesta et al. 2002).

La lymphopoïèse de la cellule B dans la moelle osseuse dépend fondamentalement de deux facteurs de transcription: La protein E2A appartenant à la famille des protéines bHLH pour « basic helix-loop-helix » et le facteur EBF pour « early B-cell factor » (Schebesta et al. 2002). Ces deux molécules sont responsables du contrôle de la recombinaison V (D) J en régulant l'expression des protéines *RAG1* et *RAG2* (O'Riordan and Grosschedl 1999). Toutefois, tous les réarrangements V (D) J ne sont pas produits d'après l'expression ectopique de ces deux facteurs de transcription, ce qui suggère que d'autres molécules seraient aussi impliquées dans cette recombinaison (Busslinger et al. 2000). Les travaux du groupe de Busslinger sur la souris « knock-out » pour le gène Pax-5, (aussi connu sous le nom de BSAP pour « B-cell-specific activator protein », suggèrent l'implication de ce facteur dans la recombinaison V(D) J (Nutt et al. 1997). Différentes études montrent aussi que les cellules B progénitrices de souris « knock-out » pour Pax-5, sont capables de générer des cellules myéloïdes « in vitro » et des cellules T

« in vivo », alors que les même cellules, chez la souris normale, génèrent seulement des lymphocytes B. Ces résultats suggèrent que le gène Pax-5 joue un rôle critique dans l'engagement des cellules CLPs vers le développement B (Nutt et al. 1999; Rolink et al. 1999). Le gène Pax-5 est aussi impliqué dans la régulation d'autres protéines importantes pendant tout le développement B incluant l'étape TD. Pour cette raison le groupe de Busslinger a conclu que ce facteur transcriptionnelle est une protéine clé dans le maintien, l'identité et les fonctions des cellules B immatures et matures (Schebesta et al. 2002).

Une autre molécule essentielle dans le développement B et régulée par Pax-5, est la protéine SLP-65 ou BASH codée par le gène *BLNK*. La fonction de cette protéine est de faire le lien entre la kinase Syk et le pré-BCR donnant à la cellule B la capacité de répondre à des signaux spécifiques (Schebesta et al. 2002). Les implications de ces facteurs transcriptionels dans le développement de la cellule B et sa relation sont montrées dans la figure 2-a-b.

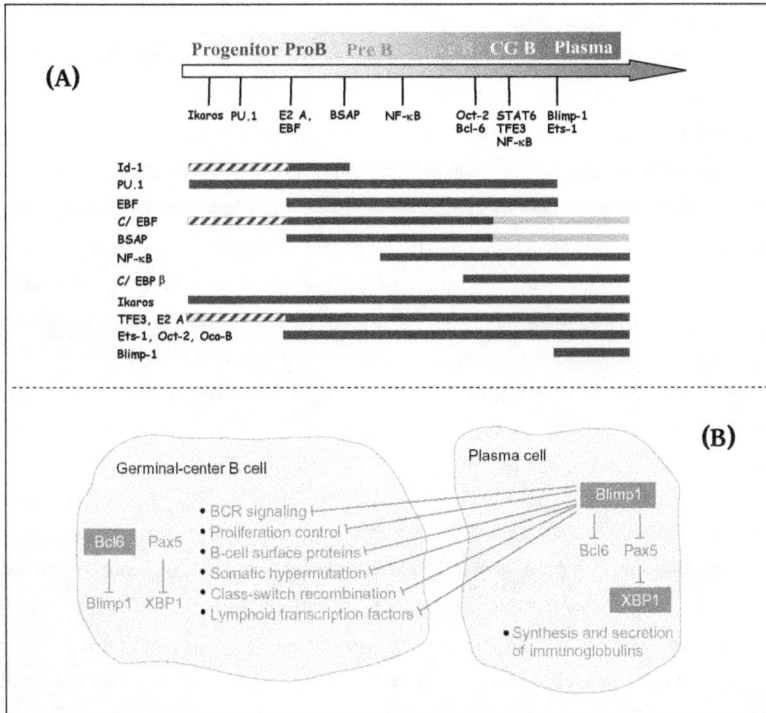

Figure 2 :   **(A) Les différentes molécules impliquées pendant le développement du lymphocyte B.** (d'après Abbas et Lichtman, 2003). **(B) Régulation opérée par les différents facteurs de transcription spécifiques d'une cellule B plasmatique et de une cellule B du CG.** L'expression des facteurs de transcription, leurs gènes et leurs fonctions sont montres en couleur verte. Les lignes rouges montrent la répression transcriptionnelle. *(d'après Current Opinion in Immunology. Schebesta et col. 2002).*

2) *Du progéniteur B à la cellule B mature.*

Le développement des lymphocytes B peut être divisé en quatre étapes, en fonction de l'état de réarrangement des gènes codant pour les Igs et de leur expression : cellules pro génitrices (pro-B), cellules précurseurs (pré-B), cellules B et plasmocytes.

(a) *La cellule pro-B*

Les cellules pro-B transcrivent activement les gènes codant pour les chaînes lourdes avant leur réarrangement. Il a été suggéré que cette activité transcriptionnelle indique l'accessibilité du locus codant pour les Igs aux enzymes de recombinaison responsables du réarrangement V(D)J (Yancopoulos et al. 1986). Le processus de recombinaison du locus codant pour les chaînes lourdes débute avec le réarrangement D_H-J_H. La présence de transcrits $D_H J_H C_\mu$ est possible parce qu'il existe des séquences promotrices dans la région 5' de la majorité des segments D (Schroeder and Wang 1990).

D'autres marqueurs phénotypiques exprimés par les cellules pro-B à connaître chez les humaines sont : **a)** Le marqueur CD34 (protéine très glycosylée de 110-120 kDa) présent aussi à la surface des cellules souches (Meffre et al. 1996). **b)** Le marqueur CD19, qui représente le premier marqueur spécifique de lignée B, présent dans tous les stades de la maturation des cellules B à l'exception du plasmocyte. **c)** La molécule CD10 , Ag qui apparaît dans les phases les plus précoces de la différenciation B. **d)** Deux autres marqueurs, Igα (CD79a) et Igβ (CD79b), molécules accessoires du récepteur pour l'Ag, apparaissent dans le cytoplasme des cellules pro-B (Benschop and Cambier 1999). **e)** La terminal-déoxynucléotidyl-transférase (TdT), enzyme qui ajoute des nucléotides au niveau des extrémités des segments géniques qui vont se réarranger, et est aussi présente dans le cytoplasme des cellules pro-B. **f)** Deux autres protéines codées par les gènes *Rag-1* et *Rag-2* qui sont nécessaires aux réarrangements des Igs. Quelques-uns de ces marqueurs sont montre dans la figure 3.

(b) *La cellule pré-B.*

Le stade pré-B est défini par le réarrangement des gènes V_H pour « variable heavy chain » A ce stade, les premiers transcrits incluant le fragment VDJ réarrangé dans la proximité des chaînes Cμ et Cδ sont trouvés. Les chaînes C_H-μ avec le fragment VDJ sont donc produites et exportées à la surface cellulaire en association avec des protéines qui simulent les chaînes légères (C_L)(Lichtman 2003). Les C_H-μ synthétisées dans le cytoplasme s'associent d'abord avec des protéines résidentes dans le réticulum endoplasmique (RE) comme la BiP (pour "*Ig Binding Protein*"), lesquelles ont une fonction de "chaperonnes" dans le contrôle de qualité générale des protéines hétérodimériques telles que les Igs ou les protéines de classe II du CMH (Kelley and Georgopoulos 1992). Ce complexe μHC-BiP reste au niveau du RE jusqu'à sa dissociation par une C_L. Ce mécanisme très restreint, empêche l'expression de C_H isolées au niveau de la membrane. Il a été démontré que cette C_H-μ s'exprime à la surface en s'associant à deux protéines qui fonctionnent comme une pseudo-chaîne légère (ψ-C_L). Les gènes murins V_{preB} et λ_5 qui codent pour la ψ-C_L ont été clonés (Kudo and Melchers 1987; Sakaguchi and Melchers 1986) et leurs contreparties humaines, ont été localisées dans le locus codant pour la chaîne légère λ dans le chromosome 22 (Bauer et al. 1988; Bossy et al. 1991). L'analyse de la séquence de ces gènes a démontré une homologie considérable avec les chaînes λ conventionnelles. Le gène $V_{pré-B}$ contient un domaine proche de Vλ (Vλ-like) et le gène λ_5 contient des séquences proches de J_λ-C_λ (« J_λ-C_λ-like »). La principale différence entre les chaînes λ conventionnelles et la ψ-C_L est que pour cette dernière, le processus de réarrangement génique n'est pas nécessaire. La chaîne ψ-C_L peut dissocier le complexe BiP/C_H-μ en constituant un complexe ψ-C_L/C_H-μ. Ce complexe qui n'est plus ancré au RE, progresse à travers l'appareil de Golgi où est poursuite la glycosylation de la C_H-μ et enfin, il s'exprime à la membrane des cellules pré-B. Le complexe ψ-C_L/C_H-μ s'associe d'une façon non-covalente aux protéines Igα et Igβ, qui sont nécessaires pour le transport à la membrane et une éventuelle signalisation. L'ensemble forme le ψ-BCR ou pré-BCR (Benschop and Cambier 1999).

Des travaux, réalisés chez la souris, après annulation du gène $\lambda5$ par recombinaison homologue, ont suggéré que le complexe μHC-ψLC pourrait jouer un rôle de transducteur de signal permettant la survie des cellules pré-B et la poursuite du développement vers le stade de cellule B (Kitamura et al. 1992). Plusieurs travaux montrent que le pré-BCR est le complexe responsable de l'envoi de signaux par lesquels on obtient l'inhibition d'autres réarrangements de gènes codant pour les chaînes lourdes (exclusion allélique) (Benschop and Cambier 1999). le réarrangement des gènes codant pour les chaînes légères et, finalement la stimulation et la prolifération des cellules B (Bach and Chatenoud. 2002). La vraie fonction du pré-BCR a fait l'objet de nombreuses études sur des modèles de souris « knock-out ». Ces travaux ont montré que certains composants du pré-BCR ne sont pas essentiels dans la traduction des signaux (Muljo and Schlissel 2002). Par exemple le groupe de Rolink a montré que l'expression membranaire de Cλ5 n'est pas une exigence indispensable dans le processus d'exclusion allélique des chaînes lourdes (ten Boekel et al. 1998) et dans le même sens-il à été montré que le gène Cμ n'est pas absolument nécessaire dans la recombinaison des gènes des chaînes légères (Lichtman 2003).

A ce stade, les cellules dites pré-B se détachent des cellules stromales et ne dépendent plus de l'IL-7, ce qui conduit à la disparition du récepteur *c-kit*, (Figure 3) et à l'expression du marqueur CD20 chez les humains. (Bach and Chatenoud. 2002).

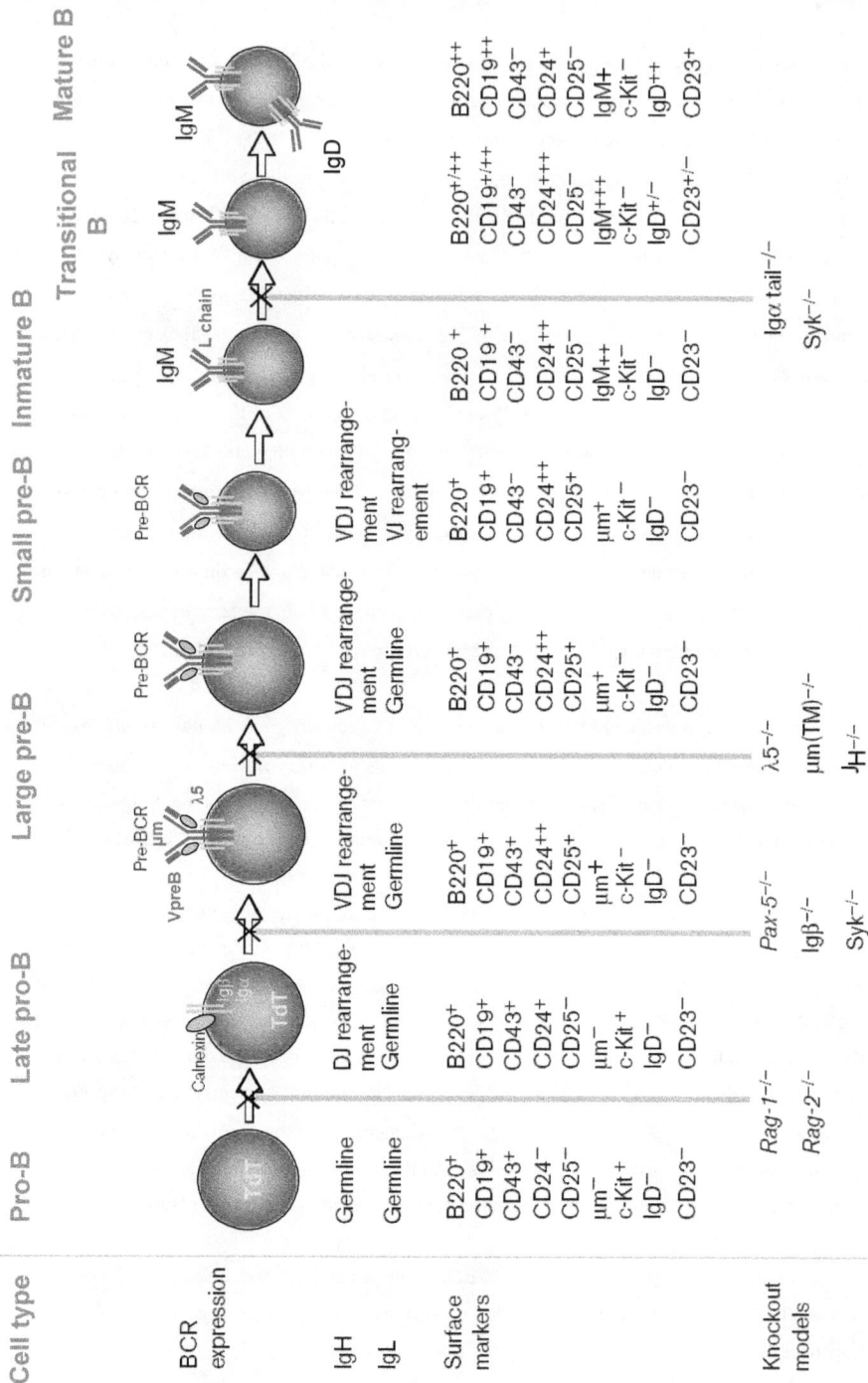

Cell type	Pro-B	Late pro-B	Large pre-B	Small pre-B	Immature B	Transitional B	Mature B
IgH	Germline	DJ rearrangement	VDJ rearrangement	VDJ rearrangement	VDJ rearrangement		
IgL	Germline	Germline	Germline	VJ rearrangement	VJ rearrangement		
Surface markers	B220+ CD19+ CD43+ CD24- CD25- μm- c-Kit+ IgD- CD23-	B220+ CD19+ CD43+ CD24+ CD25- μm- c-Kit+ IgD- CD23-	B220+ CD19+ CD43+ CD24++ CD25+ μm+ c-Kit- IgD- CD23-	B220+ CD19+ CD43- CD24++ CD25+ μm+ c-Kit- IgD- CD23-	B220+ CD19+ CD43- CD24++ CD25- IgM++ c-Kit- IgD- CD23-	B220+/++ CD19+/++ CD43- CD24++ CD25- IgM+++ c-Kit- IgD+/- CD23+/-	B220++ CD19++ CD43- CD24+ CD25- IgM+ c-Kit- IgD++ CD23+
Knockout models	Rag-1-/- Rag-2-/-	Pax-5-/- Igβ-/- Syk-/-	λ5-/- μm(TM)-/- JH-/-		Igα tail-/- Syk-/-		

Figure 3 :   Etapes de différentiation des cellules B chez la souris. (*adapté du Current Opinion in Immunollogy, 1999*) *(c)* **La cellule B immature.**

La fin du stade pré-B est déterminée par le réarrangement productif de Vκ-Jκ ou Vλ-Cλ, suivi de l'expression des monomères de sIgM (C_H-μ/C_L-κ ou C_H-μ/C_L-λ). La recombinaison de κ et λ chaînes à lieu de la même façon que pour les chaînes lourdes sauf qu'il n'existe pas de segment D à combiner. En réponse à la recombinaison, le complexe VJ reste séparé de la région C_L réarrangée par un intron dans le transcrit primaire d'ARN. Enfin, un processus d'épissage alternatif a lieu et le domaine VJ s'associe au domaine C_L-κ ou C_L-λ. Tout comme pour l'expression du C_H-μ par la cellule pré-B, l'expression des IgM par la cellule B immature enclenche un phénomène de rétro-inhibition des recombinases RAG-1 et RAG-2 qui bloque tout nouveau réarrangement codant pour les chaînes légères. Si le réarrangement d'un des deux allèles n'est pas fonctionnel, la recombinaison au niveau de l'ADN a lieu dans le deuxième allèle, et si celui-ci n'est pas fonctionnel, la cellule meurt.

Une fois la C_L est produit, elle rejoindra la chaîne μ pour constituer la sIgM en association avec les chaînes Igα et Igβ. Cette oligomère partira par la suite vers la membrane et donnera lieu au BCR qui remplacera le pré-BCR. A ce moment, la C_L-ψ qui formait le pré-BCR ne s'exprime plus. La spécificité d'interaction avec l'Ag est donnée par l'Ig, alors que la capacité de transmettre les signaux à l'intérieur de la cellule est donnée par le complexe Igα/β. Les cellules B immatures sont très sensibles à la délétion clonale, processus qui s'active si leurs BCRs reconnaissent des auto-Ags multimériques avec une haute avidité (Goodnow 1992; Nemazee 1993). Ces cellules sont donc caractérisées par l'expression de IgM et non IgD et sont capables de migrer dans un premier moment vers la pulpe rouge de la rate où elles deviennent IgM^{fort}, IgD^{faible}, $CD21^{faible}$ et $CD23^{neg}$.

Toutes les étapes que nous venons de décrire sont strictement dépendantes de la présence de cellules stromales non lymphoïdes, dans le foie fœtal et la moelle osseuse. Au cours des stades précoces de la différenciation, le contact entre les cellules stromales et les précurseurs semble indispensable. Certains molécules d'adhésion et en particulier, VCAM-1 (CD106), à la surface des cellules stromales et son ligand VLA-4 (CD49d), à la surface des cellules pré-B, ont un rôle prédominant dans cette interaction (Bach and Chatenoud. 2002).

Puisque ces étapes différentes, sont marquées par le réarrangement des gènes codant pour les Igs, les enzymes intracellulaires qui interviennent dans ce processus constituent aussi des marqueurs intéressants pour suivre la différenciation des lymphocytes B. Ainsi, les gènes codant pour les recombinases RAG-1 et RAG-2 sont actifs dans les cellules pro-B. L'activité de l'enzyme TdT, impliquée dans l'addition de N-nucleotides, s'éteint au stade du lymphocyte pré-B (Bach and Chatenoud. 2002). **(Figure 3).**

(d)   La cellule B mature.

La deuxième grande étape dans la différenciation lymphocytaire B se déroule dans les organes lymphoïdes périphériques où la cellule B, issue de la moelle via le sang périphérique, va être exposée à la pression de sélection par les Ags. En quelques jours, le lymphocyte B immature va se différencier en cellule B mature qui exprime des IgM et des IgD de surface. Ces cellules B matures sont appelées donc *cellules B naïves*. Pour chaque clone cellulaire B, les deux Igs (IgM et IgD) ont la même spécificité et la différence au niveau des régions constantes s'explique par un mécanisme d'épissage alternatif de l'unité transcriptionelle 5'-leader-VDJ-C_μ-C_δ-3', qui donne lieu à l'expression concomitante des deux isotypes. Les cellules B sortant de la moelle osseuse migrent vers la rate où elles commencent à coloniser les follicules lymphoïdes. A ce moment, le profil d'expression phénotypique change par rapport à celui d'une cellule B immature. Les cellules B matures deviennent maintenant IgM ^{fort}, IgD^{fort}, CD21^{int} et CD23$^+$. Cette population identifiée comme FII-FP pour « Fraction-II follicular precursors » acquiert la capacité de re-circulation et donne naissance à une autre sous-population avec un phénotype IgM ^{faible}, IgD ^{fort}, CD21^{int} et CD23$^+$ qui se présente comme une population de cellules B naïves folliculaires matures (Amano et al. 1998). Finalement, une troisième sous-population de cellules avec un phénotype IgM ^{fort}, IgD ^{fort}, CD2 ^{fort} et CD1d$^+$ constitue celle de la zone marginale (MZ pour « marginal zone »). (Figure 4).

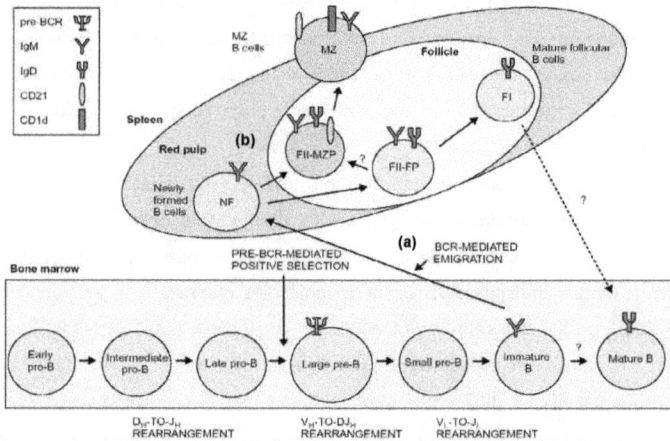

Figure 4:   **Développement du lymphocyte B dans la périphérie.** Après le réarrangement des gènes V_H et V_L dans la moelle osseuse : **(a)** les cellules B immatures migrent vers la rate et sont identifiées comme « NF » pour « newly formed B cells ». **(b)** Les cellules « NF » entrent dans le follicule et deviennent FII-FP pour donner lieu ensuite au cellules FI et/ou a cellules MZ. La sous-populations B-1 n'est pas incluse dans ce plan. (*D'après Current Opinion in Inmunollogy, Cariappa et Pillai, 2002*).

La population (MZ B-cells) a des caractéristiques communes à la sous-population de lymphocytes B-1, (CD5⁺) et en plus, diverses études ont suggéré que ces deux types des cellules puissent être impliqués dans le même type de réponse antigénique, cette à dire une réponse TI.

La réponse TI est particulièrement induite contre les polysaccharides bactériens et représente une des premières barrières immunitaires. En général les Ag T-indépendants activent la différenciation des cellules B en plasmocytes, presque exclusivement producteurs d'IgM, et fréquemment ils n'induisent ni la maturation de la réponse (absence d'HS et de CI), ni la production de cellules mémoires. Les lymphoblastes B générés au travers de cette réponse produisent des plasmocytes qui migrent vers les cordons médullaires des ganglions et vers la pulpe rouge de la rate (van Rooijen 1990). Ces plasmocytes ont une durée de vie courte puisqu'ils ne persistent que 48 à 72 heures après la réaction extra-folliculaire (MacLennan et al. 1990).

Parmi les réponses TI nous pouvons distinguer deux classes de réponses différentes : La première dite de type 1 (TI-1), la quelle induit une activation polyclonale et la deuxième, dite de type 2 (TI-2), caractérisée par une réponse aux Ags en l'absence du CMH de classe II et sa dépendance de l'expression de la tyrosine kinase Bruton (Btk). Cette tyrosine kinase serait activée suite à la formation de groupes (ou « clusters ») de récepteurs antigéniques contenant entre 10 et 20 Ags liés à la membrane. Ces « clusters » vont s'associer à la molécule Btk laquelle induira par la suite une mobilisation intracellulaire du calcium. Ce signal sera responsable de l'engagement de certains facteurs de transcription, qui conduira à l'activation et la prolifération de la cellule B de type B-1 ou MZ (Vos et al. 2000a; Vos et al. 2000b).

D'autre part, Kearney et collaborateurs ont bien établi que les cellules MZ, comme les cellules B-1, sont rapidement recrutées dans une réponse de type TI-2. De plus, ce groupe a identifié une nouvelle population de cellules dendritiques (DCs pour dendritic cells) CD11c [faible] qui sont responsables de la capture et du transport des Ags bactériens pour activer l'expansion clonale des cellules MZ (Balazs et al. 2002). Pour les cellules B-1, la capture et le transport de l'Ag sont faits par des macrophages péritonéaux (McHeyzer-Williams 2003). Les principales molécules régulatrices de cette activation sont des membres de la famille TNFR connus sous le nom de BAFF pour « B-cell activating factor » et APRIL pour « proliferation-induced ligand » (MacLennan and Vinuesa 2002; Rolink and Melchers 2002).

A ce niveau de la réponse immunitaire, nous pouvons identifier la formation des *follicules primaires* qui sont essentiellement constitués de cellules B "naïves" IgM⁺ IgD⁺ en contact avec un réseau dense de cellules folliculaires dendritiques. Les cellules B "naïves" produites dans la moelle séjournent environ 24 h dans le follicule avant de regagner la circulation (MacLennan et al. 1990).

B.   L'étape de différenciation terminale (dépendante de l'Ag).

La réponse dirigée contre un Ag dépend des caractéristiques structurales de ces molécules. Pour la plupart des Ags la coopération des cellules T est requise pour la différenciation terminale des cellules B naïves, cette réponse est appelée Ag T-dépendante et s'effectue principalement au sein des follicules des organes lymphoïdes secondaires (Figure 5). Dans cet endroit particulier, les cellules B subissent d'abord des modifications telles que: l'apparition d'HS, la sélection pour l'Ag, la CI et la prolifération (MacLennan 1994). Enfin, ce processus aboutit après l'activation par l'Ag, soit à la différenciation terminale en plasmocytes producteurs d'Acs de haute affinité, soit à la genèse des lymphocytes B mémoires, soit à la mort cellulaire programmée (apoptose).

L'activation des cellules B naïves dépend principalement de plusieurs facteurs: la nature de l'Ag, la molécule CD40, des effecteurs membranaires tels que LFA-1 (CD11a), LFA-3 (CD58), CD72 entre autres. (Clark and Ledbetter 1994). Dans l'étape TD, au moins trois contacts différents ou synapses responsables de la régulation du développement des cellules B dans la réponse antigène spécifique existent. Ce sont :

a) *L'interaction des DCs avec des cellules Th pour « T-helper »*, cette interaction a été récemment démontrée « in vitro » par Tseng *et col* (Tseng and Dustin 2002). (Figure 5). Le groupe de Neuberger suggère que selon la nature de l'Ag (soluble ou immobilisé par la cellule), l'activation est plus ou moins forte en fonction de la réorganisation du BCR et du contexte de présentation de l'Ag. Cette interaction amène donc à l'internalisation du BCR (Batista et al. 2001). Récemment, il a été démontré par Brodski *et col* que la phosphorylation de la molécule clathrine par les kinases de la famille Src est requise pour induire l'association de l'Ag et obtenir l'internalisation du BCR (Stoddart et al. 2002).

b) *L'internalisation de l'Ag par les cellules B activées et sa présentation dans un contexte des molécules de classe II du CMH.* L'expression des complexes peptides-CMH par la cellule B est l'élément le plus important pour l'engagement des cellules Th (figure 5). Dans cette étape, l'interaction de la molécule CD40 avec son récepteur CD40L est un des principaux modulateurs de l'échange d'information entre la cellule B et Th et a un rôle critique dans la poursuite de l'activation B, dans la formation du CG et dans le processus de CI (McHeyzer-Williams 2003). Plus récemment la molécule co-stimulatrice ICOS, exprimée par les lymphocytes Th et son ligand ICOS-L, exprimé constitutivement par la cellule B ont été proposés comme des molécules essentielles dans la régulation et la prolifération de la cellule B activée par l'Ag. (McAdam et al. 2001; Tafuri et al. 2001; Liang et al. 2002). Une fois le lymphocyte activé, il connaît alors une prolifération clonale qui est sous le contrôle des cytokines comme l'IL-2, l'IL-4, l'IL-5 et plus récemment l'IL-12 synthétisées par les lymphocytes T CD4 auxiliaires (Ozaki et al. 2002). Les cytokines produites par les lymphocytes T jouent ici un double rôle puisqu'elles sont responsables du passage du lymphocyte B vers le plasmocyte ou vers la cellule mémoire, mais elles orientent aussi la nature des Igs en influençant la CI.

c) *Le développement de deux types de cellules plasmatiques*, le quelle a lieu au cours de la troisième synapse et après l'exposition initiale à l'Ag (Figure 5). Ces deux populations peuvent être distinguées par leur longévité et par la présence de l'HS. D'une part, les cellules à durée de vie courte correspondent à une réaction initiale dans laquelle la formation du CG n'est pas nécessaire. Les cellules B à durée de vie longue, sont le résultat d'une réaction du CG dans la quelle ces cellules deviennent capables de faire la CI et invariablement ont l'évidence d'un processus d'HS. Elles restent dans la rate mais retournent préférentiellement vers la moelle osseuse dans laquelle elles persistent longtemps (McHeyzer-Williams 2003). Finalement, Cyster *et col* ont montré que des changements dans la production de chemokines jouent un rôle important dans la localisation des cellules plasmatiques aussi bien dans la pulpe rouge de la rate que dans les nodules lymphatiques et dans la moelle osseuse (Hargreaves et al. 2001).

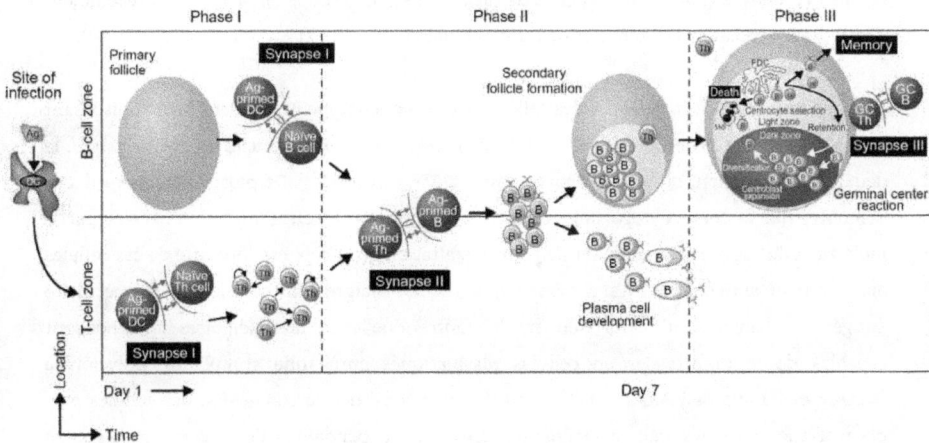

Figure 5 : **Différenciation de la cellule B dans l'étape T dépendent.** La phase I commence dans le site de l'infection avec la migration des cellules CDs. La présentation de l'Ag par une CD activée qui est mise en contact avec une cellule Th naïve constitue *la synapse I*. Après l'expansion clonale la cellule Th activée par l'Ag migre vers le follicule lymphoïde et fait contact avec une cellule B aussi activée par l'Ag. La phase II débute avec *la Synapse II*, laquelle donne d'une part la production de cellules B plasmatiques de vie courte et d'autre la formation du follicule secondaire. Finalement, dans la phase 3 nous trouvons la polarisation du follicule secondaire qui donnera une réaction appelée du CG qui correspond à *la Synapse de type III*. (D'après *Current Opinion in Inmunollogy*, McHeyzer-Williams, 2003)

Le principal répresseur transcriptionnelle identifié à ce jour impliqué dans la régulation des cellules plasmatiques s'appelle BLIMP pour «B-lymphocyte-induced maturation protein». BLIMP bloque l'expression de nombreux facteurs de transcription nécessaires dans la régulation des signaux du BCR, de la CI, de la prolifération cellulaire et de l'activité du CG, permettant seulement l'expression d'un petit nombre de gènes. (Calame 2001; Shaffer et al. 2002). Un de ces gènes est le facteur de transcription XBP-1 pour « X-box binding protein » lequel est nécessaire pour la génération des cellules plasmatiques et est régulé positivement par BLIMP (Reimold et al. 2001). (Figure 2-b). La répression génique consécutive à l'action de BLIMP a été démontrée par une étude utilisant des « micro-arrays » d'ADN des cellules plasmatiques. Les principaux résultats de ce travail montrent que l'expression de BLIMP est capable de diminuer l'expression de l'AID, Ku70, Ku86, DNA-PKcs and STAT6 (Shaffer et al. 2002).

Le répertoire de cellules B mémoires est le quatrième compartiment antigénique spécifique à considérer. Les cellules plasmatiques à longue durée de vie sont des cellules B qui ont terminé leur différenciation et interviennent dans la réponse immunitaire au travers de la production des Igs de haute affinité. Ces cellules généralement expriment des Igs de différents isotypes, elles sont mutées dans les gènes V et ont aussi besoin des interactions avec les cellules Th dans le cadre d'une réponse de rappel à l'Ag. Le groupe de McHeyzer a récemment décrit deux populations différentes de cellules B mémoires (McHeyzer-Williams et al. 2000).

La première est formée par des cellules avec un phénotype $B220^{pos}$, et $CD138^{neg}$ disposant d'un haut taux de prolifération mais d'un faible potentiel de différenciation par rapport à la deuxième population, dont le phénotype est $B220^{neg}$, et $CD138^{neg}$. De plus, Tsubata *et col.* ont démontré que la queue cytoplasmique de l'IgG de surface prévient l'inhibition exercée par la molécule CD22 sur le BCR, donnant lieu à une exaltation de la réponse mémoire de ces cellules après rappel antigénique (Wakabayashi et al. 2002). Malgré l'importance de la spécificité antigénique, Lanzavecchia *et col* viennent de montrer que les cellules mémoires humaines sont capables de se différencier en cellules plasmatiques après une stimulation polyclonale (Lanzavecchia and Sallusto 2002). Ces données suggèrent que la conversion des cellules préplasmatiques vers les cellules mémoires n'est pas dépendante d'un rappel antigénique spécifique au travers du BCR (Tangye et al. 2003). Cependant, d'autres études seront nécessaires pour mieux définir l'origine du développement des cellules B mémoires et leur activation.

1) La réaction du centre germinatif.

Le CG est une micro environnement dynamique qui a lieu dans les régions folliculaires des organes lymphoïdes secondaires après une stimulation antigénique. Cette structure est à l'origine de l'expansion locale d'un clone de cellules B à partir d'un follicule primaire, réaction connue sous le nom de *première synapse*. En fonction de la qualité du contact entre les cellules B et Th, les lymphocytes B sont capables de secréter des IgM puis d'autres isotypes tout en se différentiant vers des cellules plasmatiques. (McHeyzer-Williams et al. 2001). Le reste des cellules commence à proliférer dans ce qu'il est appeler des follicules secondaires. Ces cellules B sont connues sous le nom de centroblastes, ont un phénotype sIgD négative (IgD^{neg}) et sont caractérisées par une grande capacité de prolifération. Entre 7 et 10 jours après le premier contact avec l'Ag ces cellules sont polarisées dans une zone proximale des cellules T. En même temps, à l'autre extrémité du CG, les cellules B restent dans un état de quiescence et sont connues sous le nom de centrocytes. Une fois cette polarité établie, commence ce que l'on appelle la *réaction du CG*. A ce stade, deux compartiments différents peuvent être individualisés: La zone du manteau et le centre germinatif.

La zone du manteau est constituée de cellules B IgM$^+$ IgD$^+$, portant les marqueurs pan-B mais aussi la molécule CD5 (DONO et al. 2003). L'Ag CD5 est exprimé par les lymphocytes B-1, par opposition aux lymphocytes conventionnels B CD5$^-$ appelés B-2. Les cellules B CD5$^+$ représentent environ 5% des lymphocytes B circulants chez l'adulte, mais elles sont majoritaires chez le fœtus et le nouveau-né (Kantor 1991). Chez la souris, les lymphocytes Ly-1$^+$ (B CD5$^+$) sont caractérisés par la positivité des marqueurs pan-B en particulier CD19 et CD20, une expression intense des sIgM, et une expression faible des sIgD et du CD45 (pan leucocyte) (DONO et al. 2003; Hardy and Hayakawa 1986). Les cellules B CD5$^+$ semblent avoir un rôle important dans la production d'auto-anticorps reconnaissant surtout des auto-antigènes tels que l'ADN, la région Fc des IgG, des phospholipides et des constituants du cytosquelette sont (Hayakawa et al. 1984), et auraient un profil de réarrangement V(D)J équivalent à celui des cellules fœtales avec la quasi absence des régions N et une expression restreinte des gènes V (Gu et al. 1990). Le CD23 est un marqueur d'activation pratiquement toujours présent sur les lymphocytes B de la LLC B CD5$^+$, et il est exprimé sur une fraction de la population B normale de la zone du manteau du follicule (DONO et al. 2003).

Dans la *zone du CG*, 4 types cellulaires différents sont retrouvés : **a)** les cellules Th, généralement considérées comme essentielles dans la formation du CG. Cependant, il a été décrit qu'en présence d'un nombre important de cellules B spécifiques, la réponse TI-2 est capable de promouvoir la formation des centres germinatifs, mais dans ce cas le niveau d'HS reste très faible et la prolifération du CG est arrêtée prématurément en absence des cellules Th (Toellner et al. 2002). **b)** les cellules dendritiques folliculaires (CDF), elles jouent un rôle important dans la sélection des cellules B mémoires. Bien que le CG puisse exister en absence de ces cellules, elles sont considérées responsables de l'envoi de signaux importants au travers de différentes molécules impliquées dans le processus d'HS et CI. Par exemple, molécules du type l'Ag 8D6 (Li et al. 2000), et l'IL-13Ra pour « α receptor of IL-13 » sont de protéines exprimées par les CDF capables de promouvoir l'expression des IgG2a et IgG2b (Poudrier et al. 2000). **c)** Les cellules dendritiques (CD), elles affectent directement la différenciation des cellules plasmatiques au travers de la production d'IL-12 (Dubois et al. 1999). **d)** Les cellules B du CG, elles expriment les marqueurs pan B et se caractérisent par l'absence de sIgD (Cariappa and Pillai 2002) La distribution hétérogène de la molécule CD77 permet de distinguer les cellules de la zone claire, les centrocytes (CD77$^-$) et les cellules de la zone sombre, les centroblastes (CD77$^+$) (Pascual et al. 1994). Le CD25 (reconnaissant la chaîne α du récepteur de faible affinité de l'IL-2) est un marqueur d'activation retrouvé à la surface des cellules B activées, en particulier les cellules du CG. La représentation des différents compartiments fonctionnels présents au niveau du CG est illustrée dans la figure 6.

La caractérisation des lymphocytes B humains constituant le follicule secondaire montre : D'une part, la présence de ***cellules B "naïves"*** exprimant sIgM et sIgD, et un phénotype CD38^{neg}, CD23$^+$ ou CD23^{neg}. Ces cellules correspondent aux lymphocytes constituant la zone du manteau folliculaire et expriment des gènes V dans leur configuration germinale. D'autre part, les ***lymphocytes B du CG*** qui n'expriment pas de sIgD, et sont CD38$^+$ et CD77$^+$ (centroblastes) ou CD77^{neg} (centrocytes). La prolifération des centroblastes s'accompagne d'une perte définitive de l'expression des sIgD, et de l'acquisition de la CI et des mutations somatiques qu'ont lieu également dans les centroblastes Igs negatifs. Ces cellules migrent alors vers la zone claire et réexpriment l'Ig de surface. L'isolément des lymphocytes B sIgD$^-$CD38$^+$ des amygdales montrent que ces cellules exprimaient des marqueurs spécifiques des cellules B du CG en particulier CD10, CD75, CD77 et CD95/Fas (Billian et al. 1996 ; Liu et al. 1996). De plus, l'analyse des gènes V exprimés par ces cellules a montré que les lymphocytes exprimant IgD seule sans IgM utilisaient des gènes V très mutés (Liu et al. 1996).

Finalement, sept sous-populations correspondant aux différents stades de différenciation du lymphocyte B dans les organes lymphoïdes secondaires ont été identifiés chez l'homme: **1)** Les cellules B naïves avec une phénotype sIgM$^+$IgD$^+$CD38^{neg}, CD23$^+$ ***(Bm1)*** ou **2)** CD23^{neg} ***(Bm2)*** et n'exprimant que des gènes V non mutes. **3)** Les cellules sIgM$^+$ IgD$^+$ CD38$^+$ du CG en pré-apoptose *(Bm2')* précédant le processus d'HS. **4)** Les cellules sIgM^{neg}, sIgD$^+$, CD38$^+$, appelées *(Bm3δ)* localisées dans le CG et exprimant des gènes V très mutés. **5)** Les centroblastes exprimant sIgD^{neg}, CD38$^+$, CD77$^+$, appelées *(Bm3)* et des gènes V mutés. **6)** les centrocytes qui expriment sIgD^{neg}, CD38$^+$, CD77^{neg}, *(Bm4)* et dans lesquels le processus de CI est activé. **7)** les cellules B mémoires sIgD^{neg}, CD38^{neg}, dont les gènes V sont mutés *(Bm5)* (Liu et al. 1996). (Figure 5).

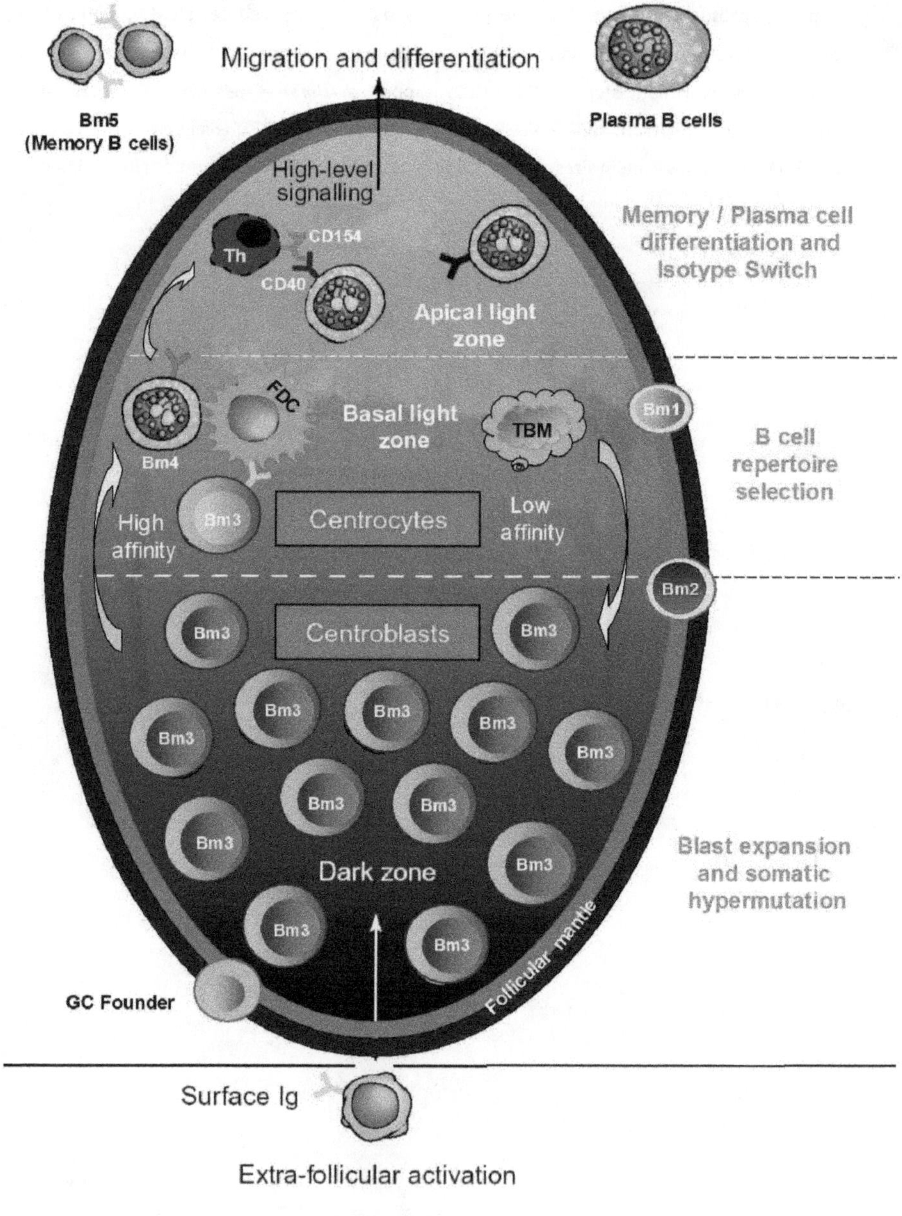

Figure 6 : Réaction du centre germinatif.

III.   Structures des immunoglobulines et organisation génétique.

A.   Structure générale des immunoglobulines.

Le prototype des Igs correspond à une molécule polypeptidique constituée de quatre chaînes reliées entre elles par des ponts disulfures et par des interactions non-covalentes extrêmement stables. Ce tétramère est plus précisément composé de deux domaines, identiques entre elles, de 55 kDa environ, appelées C_H et de deux domaines, également identiques entre elles, de 25 kDa environ, appelées C_L (Figure 7).

Il existe deux isotypes pour les chaînes légères, (κ et λ) qui peuvent s'associer indifféremment avec des chaînes lourdes. L'isotype λ regroupe en fait plusieurs sous-isotypes. Chez la plupart des mammifères, on distingue cinq classes d'isotypes pour les chaînes lourdes: μ, δ, γ, α et ε qui vont déterminer l'isotype de l'Ig entière: IgM, IgD, IgG, IgA, et IgE. Chez l'homme, les isotypes γ et α regroupent en fait plusieurs sous-isotypes (γ1, γ2, γ3, γ4, α1 et α2). Cette structure prototype, aussi appelée Ig monomérique, peut former des structures polymériques, notamment dans le cas des isotypes μ et α (Bach and Chatenoud. 2002).

L'analyse des séquences protidiques des chaînes H et L montre que les régions N-terminales présentent une séquence très variable d'acides aminés, alors que les autres régions sont constantes à l'intérieur de chaque isotype. En alignant les séquences en acides aminés d'un nombre important des parties V_H et V_L, Wu et Kabat ont pu estimer le degré de variation pour chacune des positions de ces parties (Wu and Kabat 1971).

Ils ont ainsi pu déterminer que chaque région variable est en fait constituée de 3 régions hypervariables appelées CDR (pour "*Complementary Determining Region*") en supposant qu'elles pouvaient concourir à la liaison à l'Ag, et de 4 régions relativement conservées appelées régions de charpente ou FR (pour "*Framework Region*") (Tonegawa 1983). L'organisation des Igs comprend en général, un domaine V, trois domaines C et une région charnière comme il est montré dans la figure 7; par contre, l'IgM et l'IgD ont quatre domaines constants, et il n'y a pas de région charnière dans l'IgM.

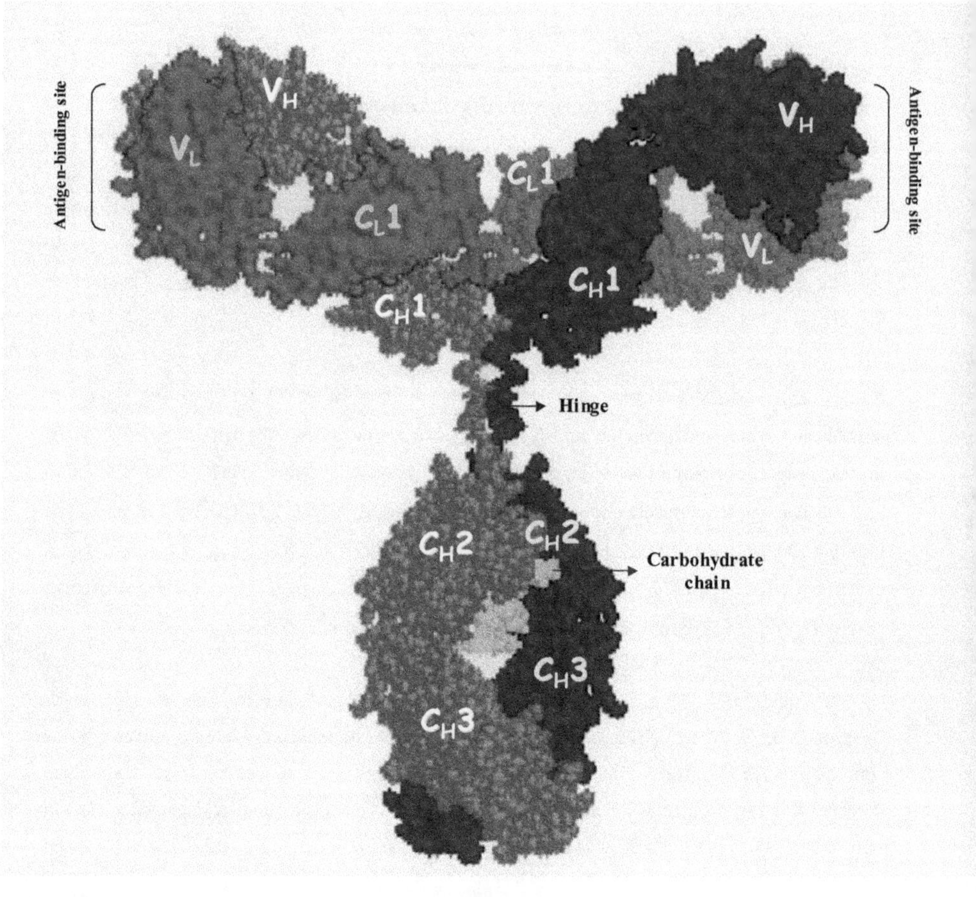
Antigen-binding site
VH
VL
CL1
CH1
Antigen-binding site
Hinge
CH2
Carbohydrate chain
CH3

<u>Figure 7 :</u> **Structure tridimensionnelle d'une IgG et ces différents domaines.**

(D'après Kuby et col 2000).

B.   L'organisation génétique des immunoglobulines humaines.

La taille du génome humain étant insuffisante pour assurer la synthèse d'Acs d'une diversité quasi infinie, donc le recours à des mécanismes génétiques originaux a été nécessaire. Chaque chaîne d'Ig est en fait codée par plusieurs gènes qui correspondent aux différentes parties de ces chaînes. Pour les domaines constants, il existe un seul gène par isotype qui code pour l'ensemble de la partie constante (C), soit des chaînes lourdes (C_H-μ; δ; γ etc.), soit des chaînes légères ($C\kappa$ ou $C\lambda$). Par contre, chaque domaine variable est codé par plusieurs gènes soient: pour les chaînes H, un gène V_H, un gène D et un gène J_H et pour les chaînes L, un gène V_L (κ ou λ) et un gène J_L (κ ou λ).

Le domaine variable et le domaine constante d'une même chaîne polypeptidique d'Ig sont codés par un ensemble de segments d'ADN, qui vont être réarrangés (Kirkham and Schroeder 1994; Tonegawa 1983). Les gènes V_H, D, J_H, V_L et J_L sont issus de loci regroupant plusieurs exemplaires alléliques de ces gènes. Les parties variables naissent du réarrangement d'un gène pris dans chacun de ces loci: V_H-D-J_H ou V_L-J_L. Il existe ensuite un épissage entre la partie réarrangée codant pour la partie variable et la partie constante pour donner l'ARNm mature qui sera traduit.

1)   Le locus des chaînes lourdes.

Le locus des gènes codants pour les chaines lourdes des Igs humaines a été localisé dans les bandes 32 et 33 du bras long du chromosome 14. Ce locus, qui occupe une région proche du télomère, s'ordonne comme suit: télomère, gènes-V_H, gènes-D, gènes-$J_{H,}$ gènes-C_H (Schroeder et al. 1988). De plus des gènes orphelins (orphon genes), qui sont des gènes incapables de synthétiser une chaîne d'Ig même s'ils ont un cadre de lecture ouvert (ORF pour « Open Reading Frame »), ont été localisés sur le chromosome 15 et 16. Il existe 9 orphons V_H décrits dans le bras 15q11.2 et 10 orphons D_H sur le bras 16p11.2 Le nombre total des gènes codant pour les chaines lourdes des Igs, chez l'homme, par génome haploïde–est entre 170 et 176 et entre 206 et 212 si on prend en compte les orphons. Finalement, le nombre de gènes fonctionnels est de l'ordre de 77 à 84 (Lefranc 2001a). (Figure 8).

(a)   Les gènes C_H.

Les gènes codant pour les différent isotypes des C_H (ainsi que deux pseudogènes) sont présents dans un locus d'environ 220 kb sur le chromosome 14 (Kirsch et al. 1982).

L'orientation des gènes C_H est: 5'-J_H-(8 kb)-C_μ-(5 kb)-C_δ-(60 kb)-$C_\gamma3$-(26 kb)-$C_\gamma1$-(19 kb)-ψC_ε-(13 kb)-$C_\alpha1$-(35 kb)-ψC_γ-(40 kb)-$C_\gamma2$-(18 kb)-$C_\gamma4$-(23 kb)-C_ε-(10 kb)-$C_\alpha2$-3' (Hofker et al. 1989). (Figure 8). Un troisième pseudogène a été localisé sur le chromosome 9. La grande homologie observée entre les différents gènes C_H permet de suggérer une évolution génique à partir d'un gène unique C_H ancestral. Le gène C_H-ε ressemble au C_H-μ par la présence de quatre exons, le gène C_H-δ contient deux exons séparés par un exon charnière ("*hinge*"). Tous les gènes C_H-γ contiennent trois exons et un petit exon charnière localisé entre C_H1 et C_H2, les différences au niveau des séquences observées entre les différents gènes C_H-γ se concentrent dans les exons charnière H. Le gène C_H-α présente trois exons avec une région charnière codée par l'exon C_H2 (Pritsch 1997).

(b)   Les gènes J_H.

Le locus des gènes J_H s'étend sur environ 10 kb du chromosome 14 (Ravetch et al. 1981) . Il est composé de neuf gènes, dont trois sont des pseudogènes. L'orientation de 3' à 5' est : J_H6, ψJ_H3, J_H5, J_H4, J_H3, ψJ_H2, J_H2, J_H1 et ψJ_H1. Deux allèles polymorphes ont été déterminés pour J_H3, J_H4 et J_H5 (appelés a et b) et quatre (a, b, c et d) pour J_H6 (Yamada et al. 1991). (Figure 8).

(c)   Les gènes D.

Les gènes D se trouvent principalement dans le locus majeur qui occupe les 100 kb qui séparent les gènes J_H des gènes V_H (Matsuda et al. 1988). Le gène DHQ52 est localisé, par contre, entre les gènes J_H1 et ψJ_H1 (Ravetch et al. 1981). Les gènes D, sont divisés en 9 familles différentes : DXP, DA, DK, DN, DM, DLR, DIR, DHQ52 et DFL16. Finalement, une dernière région D a été identifiée par Feeney *et col* et a été nommée D_{ST4} (Feeney and Riblet 1993). Les gènes D classiques ont des séquences codantes de 11 à 44 pb flanquées par des signaux de recombinaison classiques Par contre, les gènes DIR pour "*D gene with Irregular Recombination signal*" présentent des séquences codantes de 126 pb environ et possèdent plusieurs signaux de recombinaison (Sanz et al. 1994). Le locus D humain, semble être constitué par la répétition de motifs de 9kb de long et chacun d'entre eux contient des gènes appartenant à des familles différentes (Ichihara et al. 1988). Dix gènes D-orphons sont localisés au niveau des bandes 11 et 12 du bras long du chromosome 15 (Tomlinson et al. 1994). (Figure 8).

(d)   Les gènes V_H.

L'ensemble de la carte du locus V_H a été déterminé par Cook *et col* (Cook et al. 1994). La distance entre les gènes J_H et le gène V_H le plus distal est d'environ 1100 kb. Le nombre total moyen de gènes V_H par haplotype chez l'homme est d'environ 95 dont 51 seulement sont fonctionnels. Actuellement 135 gènes incluant les gènes fonctionnels, les pseudogènes et le gènes ORF sont positionnés sur la carte du locus, d'après les études de Lefranc *et col* (Lefranc 2001a). (Figure 8).

Les gènes V_H sont répartis en 7 familles sur la base d'une homologie de séquence de plus de 80 %. La famille V_H3 est la plus représentée avec 22 gènes fonctionnels. Les familles V_H1 et V_H4 comptent 11 gènes chacune. Les familles V_H2 et V_H5 possèdent respectivement 3 et 2 gènes fonctionnels alors que les familles V_H6 et V_H7 sont mono-géniques (Cook and Tomlinson 1995). Les 7 familles V_H sont elles-mêmes réparties en clans, le clan I regroupe les familles V_H1, V_H5 et V_H7, le clan II contient les familles V_H2, V_H4 et V_H6 alors que le clan III n'est constitué que de la famille V_H3 (Cook and Tomlinson 1995).

Cette classification est basée sur l'étude de l'homologie de deux régions exposées à la surface de la molécule d'Ig, une située dans le FR1 (acides aminés 6 à 24) et l'autre dans le FR3 (acides aminés 67 à 85). Il a été démontré que des gènes V_H humains peuvent aussi avoir d'autres localisations chromosomiques. Plusieurs gènes V_H et deux groupes de gènes D_H ont été mis en évidence sur les chromosomes 15 (15q11-12) et 16 (16p11). Les loci de ces gènes orphons ont été étudiés en détail, et 24 segments V_H ont été identifiés : huit sur le chromosome 15, et seize sur le chromosome 16 (Tomlinson et al. 1994). Ainsi, le nombre total de segments V_H est de 119, incluant les gènes identifiés sur le chromosome 14 et ceux localisés sur les chromosomes 15 et 16. Certains orphons (10/24) ont des séquences caractéristiques de gènes V_H fonctionnels, ils appartiennent aux familles V_H1, V_H2 et V_H3. L'hétérogénéité génique est une propriété importante des gènes des Igs humaines.

Deux niveaux différents de polymorphisme ont été décrits :

a)   Le polymorphisme de séquence, il définit les différents allèles d'un même gène présents chez différents individus et il implique en particulier les gènes de la famille V_H3, V_H1 et moins fréquemment les gènes V_H4 (Cook and Tomlinson 1995 ; Pritsch 1997).

b)   Le polymorphisme impliquant la présence (à une ou plusieurs copies) ou l'absence de certains gènes d'un individu à l'autre, citons par exemple : 1) les gènes V_H1-69 ou V_H3-23, ils peuvent être en plusieurs copies (Sasso et al. 1993), 2) le gène V_H5-a, il est absent dans environ 25% des individus (Sanz et al. 1989), 3) les gènes V_H7-4.1 et V_H4-61, ils peuvent être absents (Cook et al. 1994) 4) le gène V_H3-30, il peut être absent ou dupliqué (Hillson et al. 1992).

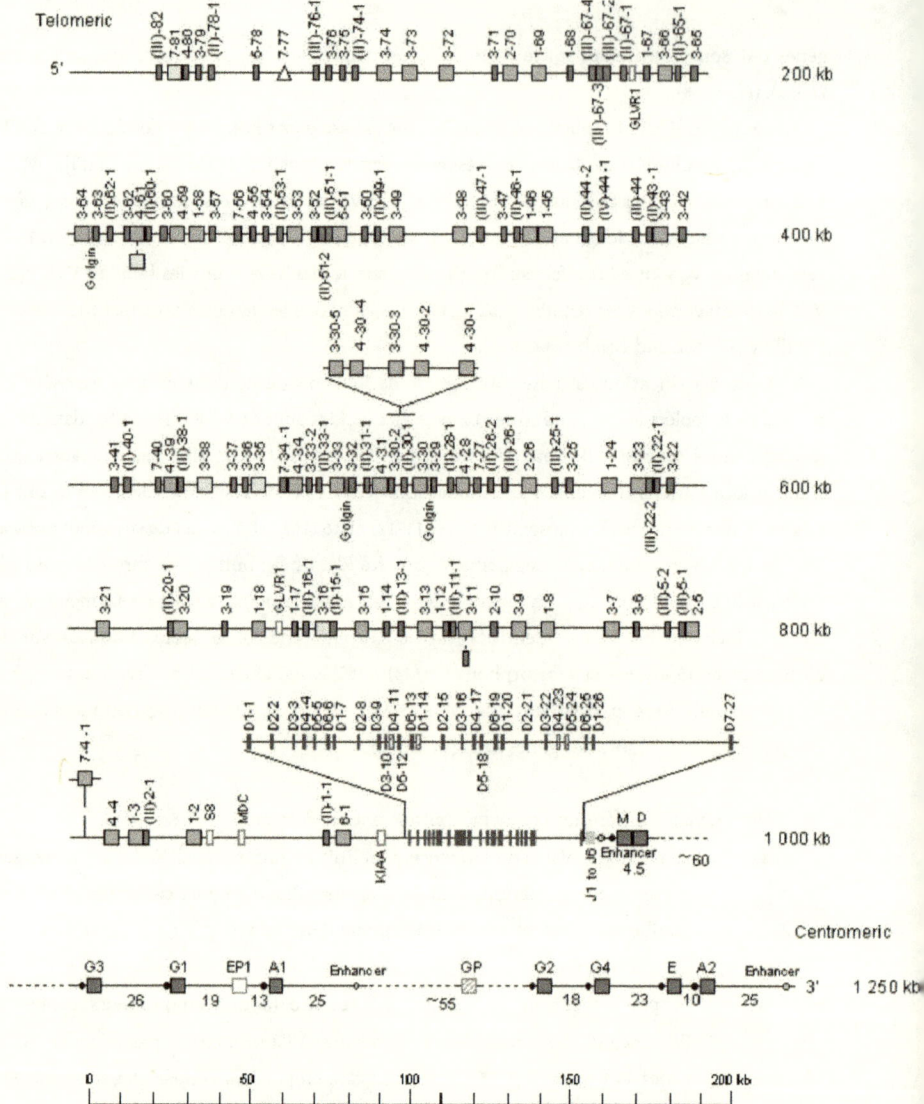

Figure 8 : **Le locus des chaînes lourdes 14q32.33.** *(d'après Lefranc et col, IMGT Directory; 2001).*

- ▨ Gêne fonctionnel V.
- ▢ ORF (Open Reading Frame)
- ▪ Pseudogène

- ▬ Gêne fonctionnel C.
- ▢ ORF (Open Reading Frame)
- ▢ Pseudogène.

2) *Le locus des chaînes légères d'isotype kappa.*

Le locus des gènes codant pour les chaînes légères-κ, est situé sur le chromosome 2 (2p11-12) (Malcolm et al. 1982). Il a été complètement caractérisé par Zachau *et col* (Zachau 1993) et il est ordonné comme suit : centromère-gènes $V_κ$-gènes $J_κ$-gène $C_κ$ (Weichhold et al. 1993). Ce locus chez les humaines, mesure 1.820 kb et dans la plupart des haplotypes, leurs gènes sont organisés en deux « clusters » différents séparés par 800 kb. Pour les haplotypes dans lesquels les deux « clusters » sont présents, nous trouvons par génome haploïde un total de 82 gènes des chaînes légères-κ, et de 107 si nous prenons en compte les orphons. Parmi eux, seuls 37 à 41 gènes sont fonctionnels. Dans le deuxième haplotype, beaucoup plus rare, le nombre total de gènes est de 46 (71 prennent en compte les orphons) mais, seulement 23 à 25 sont fonctionnels. (Lefranc 2001b). Une représentation de cette organisation génique est montrée dans la figure 9.

(a) *Les gènes $C_κ$ et $J_κ$.*

La partie constante de la chaînes légères-κ, est codée chez l'homme par un seul gène nommé $C_κ$ (Hieter et al. 1980). Cinq gènes fonctionnels $J_κ$, distants entre eux d'environ 300 pb sont situés à 2,5 kb du $C_κ$ (Hieter et al. 1982). (figure 9).

(b) *Les gènes $V_κ$.*

Le locus $V_κ$ contient 76 gènes germinaux classés en 4 familles ($V_κ1$ à $V_κ4$) comprenant respectivement 29, 27, 14 et 1 gènes. Les 5 gènes des 3 autres familles $V_κ5$, $V_κ6$, $V_κ7$ ne sont pas retrouvés avec des réarrangements productifs. Parmi les gènes $V_κ$ connus, 32 seulement sont fonctionnels, 25 sont des pseudo gènes et 16 contiennent des déficits mineurs (Zachau 1993). (Figure 9). Il a été démontré l'existence de trois haplotypes polymorphes majeurs dans des populations de différentes origines : **a)** l'haplotype N, il est le plus représenté (75% de la population) ; **b)** l'haplotype G, il diffère du précédent par huit marqueurs en RFLP pour « *Restriction Fragment Length Polymorphism* », il est représenté de façon variable selon les populations étudiées (environ 20%) ; **c)** l'haplotype 11, il se caractérise par l'absence de la partie distale et demeure le moins fréquent (5%) (Schaible et al. 1993).

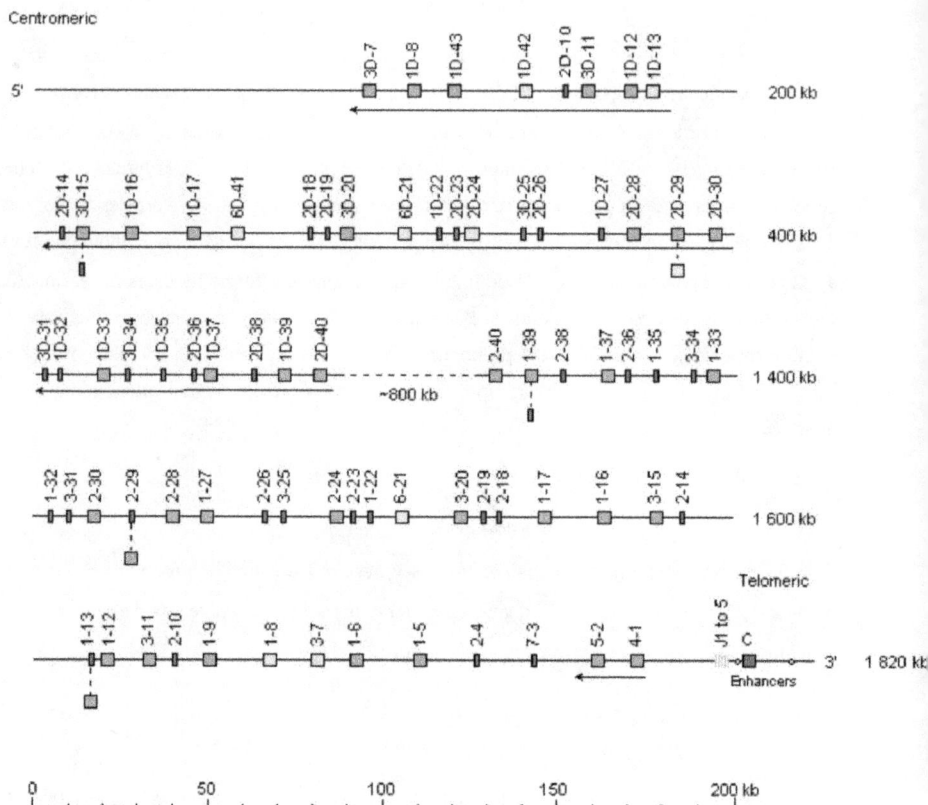

Figure 9 : **Le locus des chaînes légères d'isotype kappa 2p11.2.** *(d'après Lefranc et col, IMGT Directory; 2001).*

- Gêne fonctionnel V.
- ORF (Open Reading Frame)
- Pseudogène
- Segment J
- Gêne fonctionnel C.

3) Le locus des chaînes légères d'isotype lambda.

Le locus des gènes codant pour les chaînes légères-λ est situé sur le chromosome 22 (22q11.2) (Williams et al. 1996) et le nombre total de gènes par génome haploïde est de 87 à 96 et de 93 à 102 en incluant les orphons mais seulement 37 à 43 d'entre eux sont des gènes fonctionnels. La position des orphons dans ce locus a été décrite dans le chromosome 8 et 22 (Lefranc 2001c). (Figure 10).

(a) Les gènes C_λ et J_λ.

Les gènes C_λ se trouvent en tandem avec les gènes J_λ, formant une succession de paires de gènes J_λ-C_λ (Hieter et al. 1982). Il existe des variants polymorphes dans le locus J_λ-C_λ où, suivant les génomes, de six à neuf gènes C_λ peuvent être détectés (Ghanem et al. 1988). Ce locus est organisé comme suit : J_λ1-C_λ1, J_λ2-C_λ2, J_λ3-C_λ3, J_λ4-C_λ4, J_λ5-C_λ5, J_λ6-C_λ6 et J_λ7-C_λ7, mais seulement quatre paires représentent des gènes fonctionnels : **a)** J_λ1-C_λ1 qui code pour l'isotype Mgc ; **b)** J_λ2-C_λ2 qui code pour l'isotype Kern⁻Oz ^{neg} ; **c)** J_λ3-C_λ3 qui code pour l'isotype Kern⁻Oz⁺ ; **d)** J_λ7-C_λ7 qui code pour l'isotype Kern⁺Oz ^{neg} (Bauer and Blomberg 1991 ; Pritsch 1997).

(b) Les gènes V_λ

Le locus V_λ localisé sur le chromosome 22 (22q11.2), contient des gènes V_λ distribués dans trois secteurs différents du locus, chacun contenant des représentants des différentes familles V_λ (Frippiat et al. 1995).

Ainsi, le locus λ contient environ 30 gènes V_λ fonctionnels (le nombre exact dépend de l'haplotype) classés en 10 familles (cinq V_λ1, cinq V_λ2, huit V_λ3, trois V_λ4, trois V_λ5, un V_λ6, deux V_λ7, un V_λ8, un V_λ9 et un V_λ10) (Williams et al. 1996). (Figure 10).

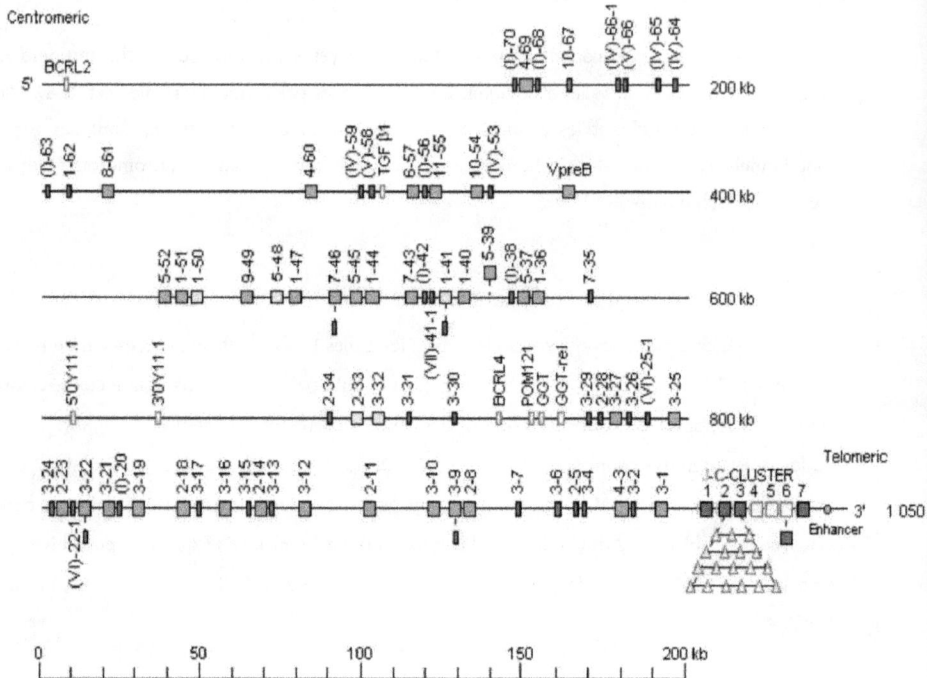

Figure 10 : **Le locus des chaînes légères d'isotype lambda 22q11.2.** *(d'après Lefranc et col, IMGT Directory; 2001).*

Gêne fonctionnel V.
ORF (Open Reading Frame)
Pseudogène

Segment J

Gêne fonctionnel C.
Pseudogène.
Pas de séquence.

42

C.   La recombinaison V(D)J.

Pendant le développement du lymphocyte B, les différents éléments qui forment les parties variables des Igs (V_H, D et J_H pour les C_H; V_κ J_κ et V_λ, J_λ pour les C_L) sont réunis en un seul élément lors d'un processus moléculaire complexe appelé recombinaison V(D)J (Tonegawa 1983) montré dans la figure 11-a et b.

1)   Les séquences-signal.

Le système de recombinaison reconnaît, à chacune des extrémités codantes des gènes impliqués, des séquences spécifiques appelées « séquences-signal » ou RSS (pour "*recombination signal sequence*") (Alt and Baltimore 1982). Ces RSS sont formées, en partant de l'extrémité codante, d'un heptamère palindromique de séquence conservée, puis d'une séquence-intervalle ("*spacer*") dont la longueur est entre 12 et 23 nucléotides, dépendant du gène impliqué; et finalement d'un nonamère présentant aussi une séquence conservée. En ce qui concerne les chaînes lourdes, la séquence-intervalle a une longueur de 12 nucléotides pour les deux extrémités (5' et 3') des gènes D; tandis qu'elle est de 23 nucléotides pour les extrémités 3' des gènes V_H, et 5' des gènes J_H. Pour les chaînes légères κ l'intervalle localisé en 3' des gènes V_κ est de 12 bases et en 5' de J_κ de 23 bases; (Weichhold et al. 1990) alors que pour les C_L λ, l'intervalle en 3' des gènes V_λ est de 23 bases et en 5' de J_λ de 12 bases (Vasicek and Leder 1990).

La recombinaison se fait entre un gène dont l'intervalle dans la RSS est de 12 bases et un autre gène dont l'intervalle est de 23 bases (règle du 12/23) (Sakano et al. 1980). Cependant, l'existence des réarrangements D-D qui ne respectent pas cette règle a aussi été décrite. Si les deux gènes qui subissent un réarrangement présentent le même sens de transcription, la recombinaison se fait par délétion de l'ADN intermédiaire. Par contre, si le sens de transcription est opposé, comme dans certain cas de gènes V_κ et J_κ, le réarrangement se fera par inversion, sans perte de l'ADN intermédiaire (Alt et al. 1992).

L'accessibilité aux segments géniques pour produire la recombinaison VDJ a besoin d'un remodelage dans la structure de la chromatine et il a été démontré que l'acétylation et la deacétylation des histones jouent un rôle important dans ce processus (McMurry and Krangel 2000).

43

2) *Les facteurs responsables de la recombination V(D)J.*

A ce jour, il est bien établi que les coupures initiales dans le processus de recombinaison sont de coupures double brin ou DSBs pour « DNA double-strand breaks ». Elles sont produites dans les RSS par le complexe de recombinaison formé de RAG-1 et RAG-2 (McBlane et al. 1995). Les gènes *rag*-1 et *rag*-2 ont une expression maximale dans le développement du lymphocyte B aux stades pro-B et pré-B (Nagaoka et al. 2000). Beaucoup d'autres molécules impliquées dans ce processus sont exprimées de façon ubiquitaire et surtout celles impliquées dans la réparation du DSBs par la procédure de jonction non-homologue (NHEJ) pour « nonhomologous DNA end-joining ». Une exception parmi ces molécules non-spécifiques est l'enzyme TdT, un composant non essentiel qui catalyse l'addition de nucléotides dans les extrémités codantes (Gilfillan et al. 1993). Les autres protéines requises dans l'évènement de NHEJ dans la recombinaison V(D)J peuvent être divisées d'une part entre les molécules qui forment le complexe de liaison «DNA ligase IV» et ses partenaires XRCC4, Ku86 (XRCC5), Ku70 (XRCC6), et deux autres protéines, la DNA-PK$_{cs}$ pour « DNA-dependent protein-kinase catalytic subunit » (XRCC7) et « Artemis » d'autre part. Ces dernières seraient impliquées principalement dans la fixation aux structures d'ADN coupées et dans les processus qui suivent la liaison de l'ADN (Grawunder and Harfst 2001; Jung and Alt 2004).

3) *Le mécanisme du réarrangement.*

La recombinaison V(D)J comprend deux opérations fondamentales: une première étape est donnée par la coupure de l'ADN, alors que la deuxième implique la soudure des extrémités coupées. Pour commencer la réaction de clivage, les protéines RAG se joignent d'abord à un des deux signaux RSS (12 ou 23) et ensuite à la RSS restante (23 ou 12), comme le montré la figure 11-a. Puis, le complexe fait une coupure nette et précise en 5' de la « séquence-signal » sur un simple brin de l'ADN. S'ensuit une réaction de trans-estérification qui conduit à la coupure double-brin avec formation de la structure en épingle pour l'extrémité codante et de coupures rasantes pour les extrémités-signal. La limite entre la région codante et la séquence-signal, donne lieu à des extrémités-signal en coupe franche *("blunt end")* et à des extrémités codantes formant une structure en épingle contenant tous les nucléotides du segment codant (Zhu and Roth 1995). Les 4 extrémités libres d'ADN restent accrochées avec les protéines RAGs dans un complexe post-clivage, lequel peut engager les facteurs nécessaires pour continuer la recombinaison (Jung and Alt 2004). (Figure 11-a).

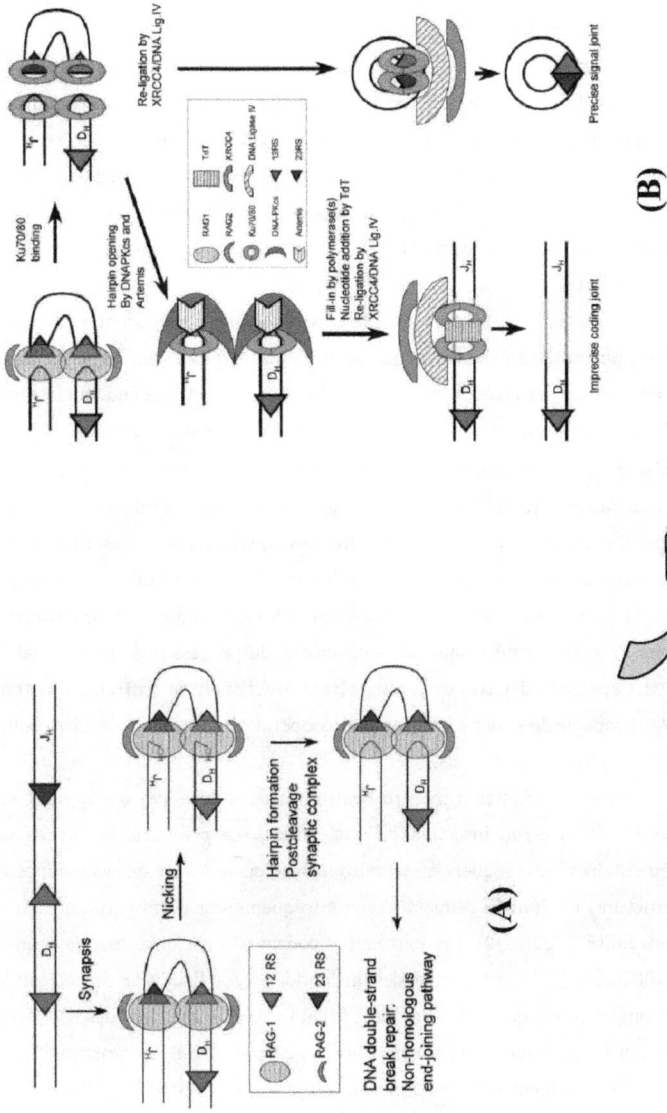

Figure 11 : **Le processus de recombinaison V(D)J. (A)** Sommaire de la réaction de clivage par les recombinases RAG. **(B)** Suite du processus de recombinaison et de réparation à travers le mécanisme dit de « NHEJ ». Modèle général *(d'après Cell, pour D. Jung et F. Alt, 2004)*.

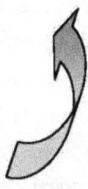

Après la coupure, un hétérodimère (Ku) formé par deux sous-unités, l'une de 70 kDa (Ku70) et l'autre de 80 kDa (Ku80), se fixe aux structures d'ADN altérées (coupures simples et double-brin, et structures en épingle) comme le montre la figure 11-b. Ce hétérodimère présente aussi une activité hélicase concernant la DNA-PK$_{cs}$, laquelle est capable de phosphoryler plusieurs substrats *in vitro* comme certains facteurs de transcription, Ku, la protéine A de réplication et p53 (Blunt et al. 1995). De plus, des résultats récents viennent de décrire qu'une nouvelle molécule appelée « Artemis » (Moshous et al. 2001) forme un complexe avec la DNA-PK$_{cs}$ et après sa phosphorylation acquiert une activité endonucléase nécessaire au clivage des extrémités codantes et des structures en épingle (Jung and Alt 2004). L'analyse des souris *scid*, lesquelles présentent un blocage du processus de recombinaison avec une accumulation des extrémités codantes en épingle (Zhu and Roth 1995), a montré la présence de mutations qui inactivent la DNA-PK$_{cs}$ (Kirchgessner et al. 1995).

La dernière étape du réarrangement est la liaison des extrémités codantes modifiées après la coupure. Récemment il a été démontré que les nucléotides qui restent à l'extrémité de la coupure 3' sont enlevés par les protéines RAG, lesquelles ont une activité endonucléase sur les extrémités 3' libres (Santagata et al. 1999). Elles pourraient aussi être enlevées par la molécule Mre11 qui a une activité exonucleases 3' → 5' *in vitro* (Paull and Gellert 2000). De plus, les extrémités 5' pourraient être le substrat de la nucléase FEN-1 qui s'est montré capable d'hydrolyser ces structures *in vitro* (Wu et al. 1999). Une fois que ces extrémités sont enlevées, la DNA-ligase IV et son partenaire XRCC4 assurent la liaison des extrémités (Grawunder and Harfst 2001). (figure 11-b). Il a été proposé que les protéines Ku sont requises pour engager le complexe ADN ligase IV + XRCC4 nécessaire à l'achèvement du processus de recombinaison (Havener et al. 2003). Cependant d'autres études suggèrent exactement le contraire, montrant que l'ADN ligase IV est capable de se lier à l'ADN sans la coopération d'autres molécules comme par exemple les protéines Ku (Chen et al. 2000).

L'analyse des jonctions codantes a montré l'existence de différences par rapport aux extrémités initiales (délétion et/ou insertion de nucléotides). La présence, au niveau des nucléotides supplémentaires, de « séquences-palindrome » (d'où le terme de nucléotides P), suggère que les structures en épingle peuvent s'ouvrir fréquemment au niveau de quelques nucléotides de l'extrémité (Figure 12). Les extrémités codantes ainsi ouvertes, deviennent accessibles aux modifications, incluant la perte des nucléotides et/ou l'addition de nucléotides supplémentaires étrangers aux séquences germinales (d'où le terme de nucléotides N). (Figure 12). L'enzyme TdT dont l'expression est maximale dans les cellules pro-B, est responsable des additions de nucléotides N, principalement au niveau des jonctions V_H-D et D-J_H (Doyen et al. 1993). Ces régions N sont de tailles inégales et peuvent dépasser 10 nucléotides ou peuvent être quasi-absentes en particulier dans les cellules B fœtales qui expriment faiblement la TdT.

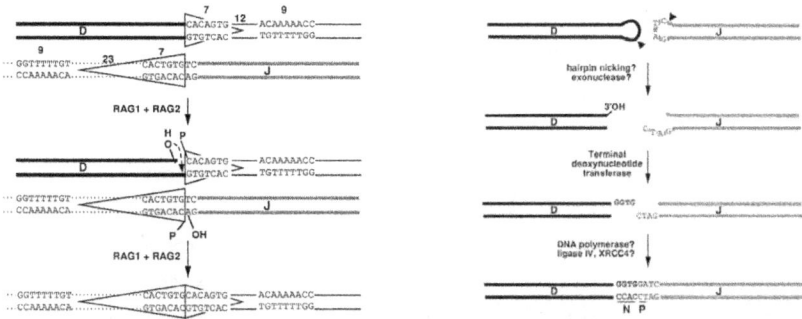

Figure 12 : Recombinaison V(D) J: formation de la structure en épingle. *(d'après Paul, 1999).*

4) La recombinaison V(D)J et la diversité des Igs.

En ce qui concerne les C_H, les différents réarrangements se font de manière ordonnée, en commençant par la recombinaison D-J_H sur les deux chromosomes homologues, suivi du réarrangement V_H-(D-J_H) sur un seul chromosome. Si ce premier réarrangement est productif, le second chromosome restera en configuration germinale (V_H-D-J_H). Ce mécanisme, appelé d'exclusion allélique, est dépendant de l'expression d'une chaîne μ à la surface des cellules pré-B associée à la pseudo-chaîne légère (C_L-ψ) (Chen and Alt 1993). Par contre, si le premier réarrangement est non-productif, le second allèle subira à son tour une recombinaison (V_H-D-J_H). Et il a été aussi démontré que les gènes D pouvaient être réarrangés dans les deux sens (Meek et al. 1989).

Ces dernières caractéristiques, en plus de la diversité combinatoire apportée par un segment complémentaire, contribuent aussi à augmenter la diversité du CDR3 de la région variable. En ce qui concerne les C_L, les réarrangements s'effectuent après ceux des C_H, et suivent aussi un processus ordonné: le locus κ est réarrangé en premier, si les deux réarrangements possibles au niveau du locus κ sont improductifs, s'active alors le réarrangement du locus λ. Si nous considérons que ces réarrangements se font au hasard, le nombre de combinaisons possibles en ce qui concerne les chaînes lourdes serait de: 51 gènes V_H x 30 gènes D x 6 gènes J_H = 0,9 x 10^4. Du point de vue des chaînes légères, en considérant seulement les gènes codant pour les chaînes κ, le nombre de réarrangements possibles serait de: 80 gènes $V_κ$ x 5 gènes $J_κ$ = 4 x 10^2. Le nombre total de combinaisons possibles $V_H DJ_H/V_κ J_κ$ serait de 3.6 x 10^6. A ce nombre de combinaisons différentes des gènes, il faut ajouter la diversité liée aux jonctions due, soit aux délétions des nucléotides, soit aux additions N ou P, et aussi la diversité apportée par le locus λ (Bach and Chatenoud. 2002).

47

IV.   Le processus d'Hypermutation Somatique.

La diversité du répertoire des Igs est obtenue à la suite de deux processus différents pendant le développement du lymphocyte B : **a)** Un processus de recombinaison des gènes V(D)J des C_H et des gènes VJ des C_L qui s'opère au niveau des cellules pré/pro-B dans la moelle osseuse, **b)** un processus supplémentaire caractérisé par l'apparition des mutations dans les domaines variables des Igs (HS), au niveau des cellules B matures des organes lymphoïdes secondaires (Tonegawa 1983). Ce deuxième processus qui s'opère au niveau des CG, presque simultanément avec le processus de CI est exclusif au lymphocyte B.

Bien que le processus de recombinaison V(D)J permette de générer un répertoire quasiment illimité des anticorps avec différentes spécificités, ces Igs se lient généralement aux Ags avec une affinité faible. Après un contact initial entre les cellules B et les lymphocytes T CD4[+] (Miller et al. 1995) activés par l'Ag, contact qui s'opère dans les zones T entourant le follicule (Jacob et al. 1991), les cellules B migrent pour constituer le follicule secondaire. Au niveau de la zone obscure du CG, les cellules B commencent à proliférer et subissent de nombreuses mutations ponctuelles, plus rarement des insertions ou des délétions, qui prédominent dans les domaines hypervariables. Le processus d'HS dans le CG est donc dépendant de l'interaction entre CD40 et son ligand, ainsi que de l'interaction entre B7-2 et CD28/CTLA-4 (Han et al. 1995b). Par contre, le processus de sélection par l'Ag, qui donne lieu à une mort massive des cellules dont le récepteur pour l'Ag n'atteint pas une affinité convenable ou qui présentent une activité auto-réactive, semble être indépendant des interactions avec le ligand de CD40 (Han et al. 1995a).

A.   Caractéristiques générales du processus d'HS.

Talmage et Burnet en 1957 ont été les premiers à proposer que les différentes spécificités des Igs pour les Ags soient la conséquence d'un haut taux de mutations dans une région déterminée des gènes codant pour les Igs. Postérieurement les cellules produisant ces Acs seraient sélectionnées sur la base de leur meilleure affinité à l'égard de l'Ag (Papavasiliou and Schatz 2002b). La première hypothèse sur les mécanismes de l'HS a été émise par Brenner et Milstein en 1966. Ils ont proposé un modèle dans lequel un événement inconnu dirige une nucléase spécifique vers les gènes V des Igs produisant différentes coupures dans l'ADN. Ces coupures seraient donc restaurées par des polymérases sujettes à erreurs ou («error prone polymerase») lesquelles répareront la coupure en mettant des mutations additionnelles (Brenner and Milstein 1966). La présence d'hypermutation dans l'ADN a été confirmée plus tard par Bernard *et col.* (Bernard et al. 1978) et a été liée à la maturation de l'affinité selon Griffiths en 1984 (Griffiths et al. 1984). Finalement, l'avènement de la transgénèse a permis une étude plus fine des mécanismes à l'origine de l'HS (Papavasiliou and Schatz 2002b).

La fréquence d'apparition d'HS sur les deux chaînes variables d'un Ac, est d'environ une mutation par 1000 nucléotides par cycle de génération cellulaire (Berek and Milstein 1987). Cette fréquence de mutation est très supérieure à la fréquence des mutations spontanées. Il a été démontré que lorsque les deux processus, celui qui assure la fidélité de la synthèse de l'ADN (« proofreading ») et celui qui fait la réparation des nucléotides mal appariés (« mismatch repairs ») sont absents, la fréquence des taux de mutation est égale à celle de l'HS (10^{-3}) (Reynaud et al. 1996; Muramatsu et al. 1999). De plus, comme une importante prolifération cellulaire a lieu dans le micro-environnement du CG, (20-40 divisions cellulaires sont faites avec un cycle de 6-8 heures) (MacLennan et al. 1997), un autre scénario, différent de celui proposé par Brenner et Milstein dans 1966, a été évoqué.

Ayant connaissance du taux très élevé de duplication cellulaire pour le lymphocyte B (centroblastes dans la zone sombre du CG), l'absence de mécanisme de réparation de l'ADN pourrait être à l'origine de la haute fréquence mutationnelle (Reynaud et al. 1996). Aussi bien dans la première hypothèse (Brenner et Milstein) que dans la seconde, différentes questions restent cependant sans réponse. Dans le premier cas la question de base est : Quels sont les signaux responsables du déclenchement du processus d'HS? Dans le deuxième modèle, la question est : Les mécanismes de réparation sont-ils défectueux à ce moment dans la cellule B?.

B.   Mécanismes à la base du processus d'HS.

Au niveau moléculaire, trois phases différentes sont à considérer dans le processus d'HS:

a) Détermination de la région-cible d'ADN sur laquelle l'HS aura lieu. Différents travaux ont montré un rôle clé de la transcription dans la détermination de régions-cibles sur le locus des Igs sur lesquelles les nucléases vont agir (Jacobs and Bross 2001). Cependant, malgré la description de plusieurs séquences dites spécifiques à ce jour, on ne connaît pas quels sont les signaux qui déclenchent cette détermination ciblée, ni quelle est la séquence reconnue par la nucléase (Michael et al. 2002).

b) Reconnaissance et coupure de la région d'ADN. Les résultats concernant le type de coupure impliquée dans l'HS sont controversés. Différents travaux suggèrent la présence d'une coupure double brin (DSB) pour « double strand break » (Bross et al. 2000 ; Papavasiliou and

Schatz 2000). D'autres montrent l'absence des coupures spécifiques sur l'ADN, soit de DSB ou de SSB (Claude-Agnès Reynaud et al. 2003). De plus, la possibilité d'une coupure simple brin, qui précéderait la coupure double brin a aussi été proposée (Kong and Maizels 2001).

c) *Réparation du clivage.* Différents travaux postulent que cette action serait accomplie par un sous-ensemble de différentes polymérases sujettes à erreurs (Gearhart and Wood 2001).

1) *Ciblage de la région d'ADN :*

La limite en 5' des régions cibles du processus d'HS se trouve à l'intérieur de l'intron de la séquence « leader » (environ à 150 pb du site d'initiation de la transcription) (Rogerson 1994). La limite en 3' n'est pas bien définie, mais elle s'étend environ sur 1,5 kb en direction 3' (Lebecque and Gearhart 1990). (Figure 13). Ce processus concerne aussi bien les réarrangements productifs que les non productifs (Roes et al. 1989).

L'analyse des souris transgéniques a permis de mieux déterminer des séquences nécessaires au processus d'HS et celles qui opèrent en *cis*. A ce jour, les uniques séquences démontrées comme nécessaires pour le processus d'HS sont deux « enhancers » du locus κ (enhancer 3' et enhancer intronique). Ces séquences sont nécessaires (Betz et al. 1994) mais pas suffisantes (Klix et al. 1998). Par contre, il a été démontré que la présence du promoteur Vκ n'est pas nécessaire puisque des transgènes contenant un promoteur β-globine à la place du Vκ, continuent de muter (Betz et al. 1994). Cependant, une observation particulière a été faite par Rada et Milstein dans un travail montrant que la probabilité des mutations diminue au fur et à mesure que l'on s'éloigne du promoteur (Rada and Milstein 2001).

De plus, Peters *et col* montrent que la duplication du promoteur en 5' de la région constante entraîne l'hypermutation de la région V(D)J mais aussi de la région C_H, suggérant que la transcription est directement corrélée à la présence de l'hypermutation (Peters and Storb 1996). Par ailleurs, un gène hétérologue (β-globine) peut remplacer le domaine variable des Igs, et devenir cible du processus de mutations somatiques (Yelamos et al. 1995). Au total, l'ensemble de ces résultats indique que :

a) la région V(D)J, comme la région promotrice ne sont pas essentielles pour le processus d'HS.

b) les « enhancers » (surtout ceux de la region kappa) sont nécessaires.

c) il reste à identifier d'autres séquences responsables d'une détermination ciblée de régions de l'ADN ainsi que le rôle de la transcription dans ce processus.

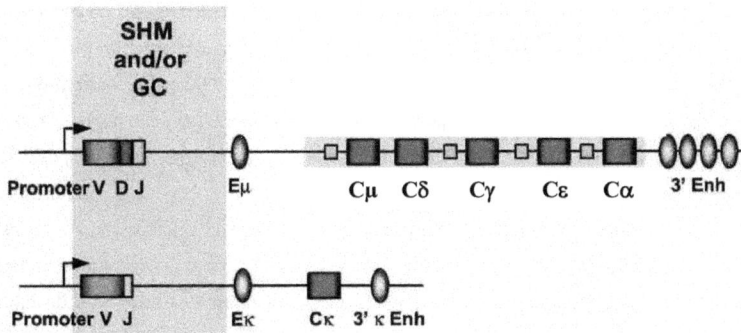

Figure 13 : **L'HS dans le locus Ig des chaînes lourdes et légères.** La région-cible d'ADN sur laquelle aura lieu l'HS est marquée en bleue. La transcription du ce locus est régulée par les « enhancers » représentés par des ovales grises. *(d'après Genes & Develpoment. Li et col, 2004)*

2)   *Reconnaissance et clivage de la région d'ADN :*

L'analyse des réarrangements transgéniques ou endogènes non exprimés (où le processus de sélection par l'Ag n'opère pas) a démontré que les régions hypervariables sont plus fréquemment mutées que les régions-charpente (FR) (Chang and Casali 1994; Shlomchik et al. 1987). A l'intérieur de la région cible, l'existence de positions privilégiées où les mutations sont plus nombreuses (*hot spots*), a permis de suggérer que le processus induisant des mutations soit influencé par la séquence nucléotidique. Rogozin et col ont été les premiers à identifier le « hot spot » RGYW (où R = A ou G ; Y = C ou T et W = A ou T) (Rogozin and Kolchanov 1992). Les régions hypervariables utilisent préférentiellement des codons sérine «hot spots» AGY, alors qu'au niveau des FR les codons sérine prédominants TCN (ou N = A, G, C ou T) ne représentent pas des « hot spots » (Wagner et al. 1995).

Au niveau nucléotidique, certains changements sont plus fréquents que d'autres : **a)** les transitions sont plus fréquentes que les transversions; **b)** l'adénine est plus fréquemment mutée que la thymidine; **c)** il y a des transversions plus fréquentes que d'autres (Betz et al. 1993). Toutes ces études focalisées sur les substitutions nucléotidiques suggèrent que l'introduction de mutations s'opère sur un seul des deux brins de la double hélice d'ADN (Golding et al. 1987 ; Storb 1996). Cependant, les analyses des mutations dans les « hot spots » montre que les deux brins d'ADN sont ciblés par l'HS (Dorner et al. 1998 ; Milstein et al. 1998). Comme les mutations ne sont pas exclusivement dépendantes des séquences, il a été postulé

51

que le complexe inducteur de mutations reconnaisse un motif au niveau des structures secondaires de l'ADN (Golding et al. 1987), mais les données expérimentales ne plaident pas en faveur de ce dernier mécanisme (Papavasiliou and Schatz 2002b). La possibilité que ces « hot spots » puissent favoriser l'incorporation des nucléotides par les polymérases sujettes à erreurs ou réduire l'efficacité des mécanismes de réparation a été aussi proposée (Rada et al. 1998).

Deux types de mutations sont observés au niveau nucléotidique : celles dites de remplacement qui ont entraîné un changement d'acide aminé et les mutations silencieuses, qui ne changent pas l'acide aminé. Pour les clones exprimant des anticorps de haute affinité sélectionnés par l'Ag, il existe une concentration préférentielle des mutations de remplacement au niveau des régions hypervariables, alors que les mutations silencieuses (S) sont réparties de manière équivalente entre les CDR et FR (Shlomchik et al. 1987).

En ce qui concerne le clivage de la région d'ADN, les résultats restent controversés. Les mutations somatiques peuvent être insérées pendant des réparations ayant tendance à introduire des erreurs sur l'ADN, impliquant des SSBs et/ou des DSBs. La première évidence de la présence de lésions au niveau de l'ADN (double ou simple brin) a été apportée par Sale et Neuberger, qui ont trouvé que l'enzyme TdT est capable d'insérer des nucléotides «non-template» dans la région V des gènes codant pour les Igs (Sale and Neuberger 1998). Ce travail montre la présence de «DSBs» dans le processus d'HS et met aussi en évidence que les coupures «DSBs» sont localisées à proximité des motifs «hot spots» comme l'a postulé le groupe de Schatz (Papavasiliou and Schatz 2000). Bien que ces coupures semblent être présentes dans l'HS, il reste à établir si elles sont à l'origine du processus ou si elles sont un produit intermédiaire de celui-ci. Haber et col ont montré qu'une coupure simple brin peut précéder une coupure «DSB» (Haber 2001). D'autre part, les mutations pourraient être introduites aussi par substitution d'un nucléotide unique par le biais d'un mécanisme de modification de base sans interférer avec le double brin d'ADN. Ceci a été suggéré pour expliquer les résultats de déamination de l'ADN, d'apres la decouverte de l'AID, sur E. Coli et sur la lignée cellulaire DT40 de lymphome de poulet. Ces résultats montrant que l'introduction d'une mutation est possible lorsque la synthèse de l'ADN est faite sur un site abasique (Petersen et al. 2002 ; Di Noia and Neuberger 2002).

Malgré certaines discordances qui restent à éclaircir à ce sujet, un premier modèle proche de celui postulé par Brenner et Milstein dans 1996 et repris par Papavasiliou et Schatz (Papavasiliou and Schatz 2000) est communément admis et représenté dans la figure 14-a. Toutefois, un nouveau modèle incluant une déamination directe sur le brin d'ADN à été postulé depuis la découverte de l'AID, (cf pag 72).

### 3)	*Réparation du clivage:*

La réparation de l'ADN suite à l'action d'une nucléase spécifique qui coupe dans la proximité d'une séquence «hot spot» peut être faite de façon active à travers des polymérases sujettes à erreurs ou passivement en absence des mécanismes normaux de réparation (Papavasiliou and Schatz 2002b).

Plusieurs travaux ont essayé de trouver une liaison entre l'HS et les différents mécanismes de réparation mais les résultats ont été contradictoires et flous. (Papavasiliou and Schatz 2002b). Dans la réparation des nucléotides qui sont mal appariés, le mécanisme MMR pour «Mismatch Mechanism Repair» engage différentes molécules spécifiques.

Chez E. *Coli* trois facteurs ont été identifiés : **a)** MutS, qui est le composant de liaison du complexe de réparation ; **b)** MutL, qui est engagée pour la correction des nucléotides mal appariés et **c)** MutH, qui est impliquée dans la reconnaissance du nouveau brin d'ADN (Reynaud et al. 1999). Trois molécules homologues de MutS (MSH2, MSH3 et MSH6) et deux pour MutL (MLH1 et PMS2) ont été décrites dans des cellules somatiques chez les mammifères (Reynaud et al. 1999) et deux types de complexes incluant ces molécules ont été décrits : La premier est composé de MSH2, MSH6 liées à MLH1 et PMS2 alors que le deuxième est composé de MSH2 liée avec MSH3, MLH1 et PMS2 (Reynaud et al. 1999). Le complexe qui contient MSH3 a plus d'affinité pour la réparation des petites délétions ou insertions mais il est incapable de corriger les nucléotides qui sont mal appariés. Par contre, le complexe avec MSH6 est capable de réparer ces nucléotides mais sa fonction dans la réparation des délétions et insertions n'est pas évidente (Karran 1995).

Chez l'homme, il a été suggéré que le complexe MSH3 pourrait agir comme un système de support (« back-up ») pour réparer les délétions et les insertions, pendant que le complexe avec MSH6 serait responsable de reconnaître et d'agir sur toute la gamme de mutations (Genschel et al. 1998). Depuis l'identification de ces molécules impliquées dans les complexes de réparation MSH3 et MSH6, des modèles de souris annulées pour leur expression ont été obtenus mais les résultats des ces travaux sont contradictoires (Papavasiliou and Schatz 2002b).

Les groupes de Neuberger et Weill, ont toutefois montré que les souris annulées pour l'expression du gène Msh2 ont un profil modifié avec des nucléotides G et C comme cibles préférentielles (Rada et al. 1998 ; Reynaud et al. 1999). Ainsi, Neuberger *et col* ont proposé un modèle alternatif à celui de Phung *et col* (Phung et al. 1998) pour expliquer le processus de l'HS. Ils proposent que les substitutions de nucléotides soient vérifiées par certains molécules du complexe MSH2 et qu'ensuite seront introduites dans un «hot spot» (Rada et al. 1998). Ces complexes pourraient être aussi les responsables de la réparation au travers de l'engagement des polymérases sujettes à erreurs qui pourraient à leur tour introduire des mutations additionnelles.

Alors que le modèle de Phung n'envisage que la production de mutations avec un biais G/C, celui de Neuberger propose deux phases, une première qui est MSH2-indépendante et fortement focalisée dans les «hot spot» avec un biais G/C et une deuxième MSH2-dépendante, avec un spectre plus étendu de mutations et comportant un biais A/T (Rada et al. 1998).

Chez les vertébrés il existe deux mécanismes principaux de réparation pour la double coupure de l'ADN :

a) *Le mécanisme de recombination homologue* et **b)** *le mécanisme de jonction non-homologue (NHEJ).*

Il semble que ces mécanismes agissent dans différentes étapes du cycle cellulaire, G1 et début de phase S pour «NHEJ», et phase S tardif et G2 pour la recombinaison homologue (Hendrickson 1997). A ce jour existe une tendance à penser que les coupures double brin associées avec la recombinaison V(D)J sont réparées par «NHEJ» spécifiquement dans la phase G1 (Lin and Desiderio 1995). Par contre dans le processus d'HS, les coupures d'ADN ont été associées à des mécanismes de recombinaison homologue (Selsing et al. 1996). De plus, comme les DSBs sont trouvées principalement dans la phase G2 (Papavasiliou and Schatz 2000) il semble peu probable que le mécanisme de «NHEJ» soit le responsable de la réparation des coupures dans le processus d'HS (Papavasiliou and Schatz 2002b).

Les résultats de Bemark *et col*, montrant que chez les souris déficientes dans «NHEJ» avec absence du facteur DNA-PK$_{cs}$ le taux d'HS reste imperturbable, sont en faveur de cette hypothèse (Bemark et al. 2000). Le processus de recombinaison homologue entre les chromatides sœurs est normalement libre d'erreurs, donc l'engagement des polymérases sujettes à erreurs devrait se faire à travers la réparation des DSBs. Récemment de nombreuses polymérases à haut pouvoir mutagène ont été décrites, parmi lesquelles pol ξ , pol η , pol ι et pol μ ; elles sont les candidates les plus probables pour agir dans cette étape de l'HS (Gearhart and Wood 2001). (Figure 14-b).

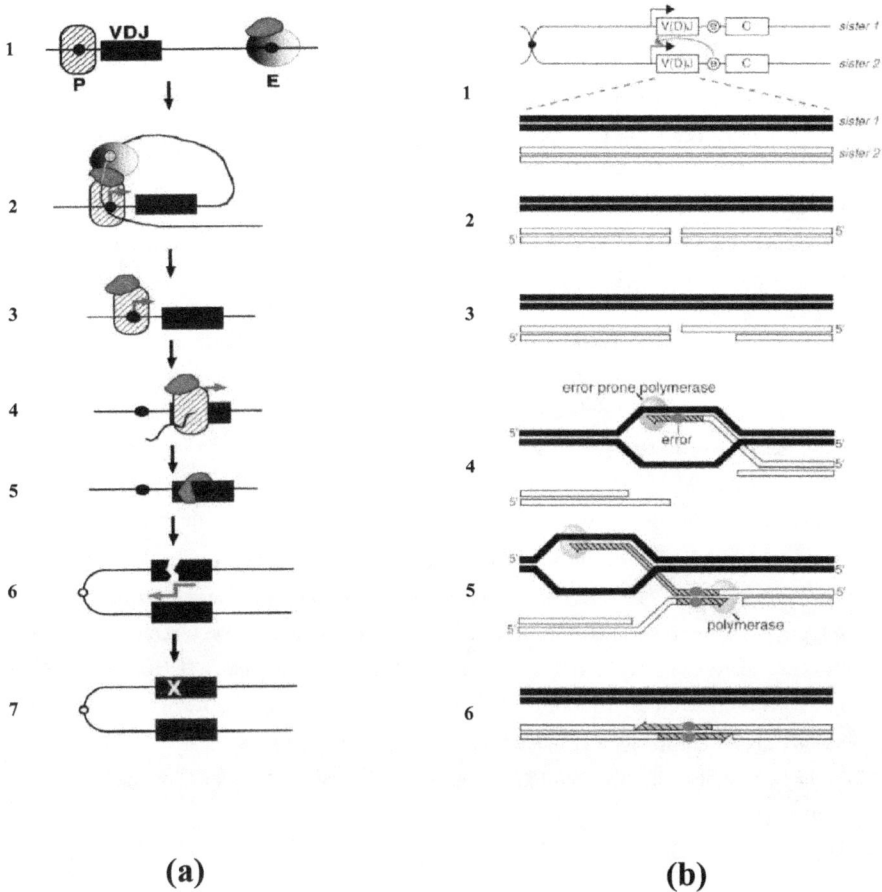

(a)   (b)

Figure 14 :   **Premiers modèles du processus d'HS avant la découverte de l'AID.**

- Le modèle **(a)** montre : **(1)** L'engagement du la nucléase par des protéines inconnues au niveau du « enhancer » d'Ig **(E)**. **(2)** L'interaction entre le promoteur **(P)** et l'**E** qui dépose la nucléase prés du complexe d'initiation de la transcription. **(3 et 4)** Le début de la transcription, et le déplacement de la nucléase à travers du gène VDJ. **(5 et 6)** L'introduction d'une coupure par la nucléase et la projection du fragment simple brin à l'intérieur d'une des deux chromatides sœurs. **(7)** Une nouvelle synthèse d'ADN à travers d'une polymérase sujette à erreur et l'insertion d'une mutation ponctuelle **(X)**. *(d'aprés Papavasiliou et col, Cell, 2002)*.

- Le modèle **(b)** propose une démarche similaire mais présentant avec plus de détails l'introduction de la mutation ainsi que l'intervention des polymérases sujettes a erreurs et des polymérases de haute fidélité **(4-6)**. *(d'aprés Papavasiliou et col, Nature, 2000)*.

V.   Commutation Isotypique.

Les activités effectrices ou régulatrices des Acs, comme la fixation du complément, la liaison aux cellules via les récepteurs Fc, le passage trans-placentaire, etc., dépendent de structures présentes dans les régions constantes des chaînes lourdes, qui varient selon les isotypes. On appelle « commutation isotypique » le processus moléculaire qui implique le changement d'isotype (régions constantes) d'une Ig, tout en gardant ses régions V(D)J.

A.   Les différents isotypes des immunoglobulines.

Au cours de l'ontogénie du lymphocyte B, nous avons la co-expression des Igs IgM et d'IgD. Ce processus, implique l'épissage alternatif et la terminaison de la transcription des ARNm longs codant pour l'IgM et l'IgD au niveau des cellules B matures naïves. Après l'activation par l'Ag, les cellules B (IgM'/IgD') subissent fréquemment un changement de la région $C\mu$ vers $C\gamma$, $C\alpha$ ou $C\varepsilon$, principalement dans les CG des organes lymphoïdes secondaires. Pour les trois espèces de mammifères (souris, rat et homme) dans lesquelles les différents isotypes des Igs ont été le plus étudiés, les résultats ont montré la présence de 5 régions C distinctes correspondant respectivement aux 5 isotypes suivants : IgM, IgD, IgG, IgA et IgE. De plus, dans ces trois espèces, 4 sous-classes d'IgG sont produites (IgG1, IgG2a, IgG2b et IgG3 chez la souris; IgG1, IgG2a, IgG2b et IgG2c chez le rat; IgG1, IgG2, IgG3 et IgG4 chez l'homme). La production de deux classes d'IgA (IgA1 et IgA2) a été aussi trouvé chez l'homme (Finkelman 1999).

1)   Les IgM et les IgD.

L'isotype IgM est le plus primitif tant d'un point de vue phylogénique qu'ontogénique. Des Acs exprimant exclusivement cet isotype sont observés chez les vertébrés les moins évolués (poissons) et constituent également l'essentiel des Acs produits par le nouveau-né. Les IgM sont chez l'homme, le principal support du répertoire « primaire » composé par les Acs dits « naturels » (présents avant tout contact avec l'Ag). Ces Acs naturels sont habituellement poly-spécifiques : chacun peut reconnaître plusieurs déterminants antigéniques de structures voisines avec un faible affinité. Cette affinité est compensée par le caractère polymérique de la forme secrétée. Chaque molécule d'IgM est composée de 5 monomères identiques comprenant chacun, deux chaînes lourdes μ et deux chaînes légères κ ou λ. Cette structure inclut aussi une sous-unité supplémentaire appelée la pièce J. Les IgM sont capables d'opsoniser et de détruire les cibles au travers d'une forte activation du complément grâce à leur structure pentamérique. Cependant, cette structure leur donne aussi des caractéristiques particulières, comme une vie moyenne courte et une diffusion très limitée vers le lieu de l'infection (Finkelman 1999). Les IgM sont aussi les premières Igs synthétisées au cours de la différenciation des cellules B, et les principales composantes du BCR. Elles ont alors une forme monomérique dont l'extrémité C-terminale de la chaîne lourde est plus longue que pour les Igs secrétées, ce qui permet leur ancrage dans la membrane cellulaire.

A la surface des cellules B matures, nous trouvons également les IgD qui peuvent aussi constituer le BCR. Ces Igs présentent une structure monomérique, et ont dans ce cas la même région variable que l'IgM. Leur rôle en tant qu'anticorps sécrété est mal connu et leur concentration sérique est faible car elles sont rarement secrétées (Rowe and Fahey 1965).

2) Les IgG.

Les IgG peuvent être considérées comme les anticorps les plus évolués par : **a)** leur diversité isotypique, chaque sous-classe a des propriétés effectrices et métaboliques propres, adaptées à des réponses spécifiques, et **b)** leur capacité d'activer les cellules effectrices et le complément (Bach and Chatenoud. 2002). Ces Igs ont une structure monomérique et présentent une demi-vie moyenne longue, qui leur permet de rester dans le sang pendant une période plus longue et en quantités importantes. Les IgG des quatre sous-classes sont les seules Igs capables de traverser la barrière placentaire. Les différentes fonctions effectrices et leur production dépendent, entre autres, de la nature de l'Ag. Nous savons à ce jour, que les Ags solubles stimulent la production des IgG1 chez la souris alors que les carbohydrates induisent plutôt la production de l'isotype IgG3 chez la souris et IgG2 chez l'homme. Les virus induisent principalement une réponse IgG2 chez la souris et IgG1 et 3 chez les humains. Les bactéries Gram négatives induisent des IgG2a et IgG3 chez les souris et les parasites du type des Nématodes induisent surtout des IgG1 et IgG4 chez la souris et les humains, respectivement. Les différentes sous-classes d'IgG ont aussi des fonctions différentes dans la destruction des Ags, comme c'est le cas des IgG2a de la souris qui sont capables de fixer le complément pour se lier aux récepteurs Fcγ des cellules NK. D'autre part, les IgG1 sont capables d'agir comme intermédiaires dans la réponse mastocytaire face à une infection parasitaire (Finkelman 1999).

3) Les IgA.

Les IgA constituent 60 % des Igs synthétisées par l'organisme, ce qui est dû au fait que cet isotype est très prédominant parmi les secrétions des muqueuses et des glandes exocrines. Il existe deux sous-classes d'IgA caractérisées par des C_H distinctes $\alpha 1$ et $\alpha 2$ et les mêmes trois domaines constants. Ces Igs ont une concentration sérique plus faible par rapport aux IgG, et sont principalement monomériques. Les IgA secrétées sont principalement dimériques, où les deux monomères sont associés par la même pièce J que celle des IgM, ainsi qu'une sous-unité particulière aux Igs des sécrétions, synthétisée par les cellules épithéliales des muqueuses et des glandes exocrines. Ces anticorps sont impliqués dans l'élimination locale des organismes pathogènes infiltrant les muqueuses et aussi dans la défense virale (Bach and Chatenoud. 2002).

4) Les IgE.

Les IgE constituent une fraction très minoritaire des Igs avec une concentration sérique variable parmi les individus. Leur fonction « anticorps » est cependant très importante. Les IgE interviennent dans les réponses contre certains parasites, après interaction avec un récepteur de faible affinité pour le Fc (CD23) présent sur les cellules potentiellement cytotoxiques (polynucléaires, éosinophiles et lymphocytes). Elles sont responsables de l'essentiel des réactions d'hypersensibilité immédiate après interaction avec un récepteur de forte affinité pour le Fc, présent sur les mastocytes et les polynucléaires basophiles (Bach and Chatenoud. 2002).

B. Induction de la commutation isotypique.

Au cours d'une réponse immune, les différents isotypes d'Ig que nous venons de décrire sont produits. L'induction de ce phénomène dépend du type d'Ag, de la localisation anatomique de l'infection, des contacts cellule-cellule et des cytokines sécrétées par des lymphocytes T auxiliaires et d'autres cellules du system immun. Dans le cas des Ags T-indépendants, l'induction de la commutation dépend du pontage du BCR par un Ag multimérique. Les isotypes exprimés sont fréquemment restreints aux IgM et IgG3 (Pritsch 1997).

Dans les réponses TD l'Ag induit la commutation avec la co-participation des signaux provenant des contacts cellule-cellule (en particulier entre CD40 et son ligand) et de plusieurs cytokines. Chez l'homme, une immunodéficience avec hyper-IgM, caractérisée par une importante réduction, voire disparition des isotypes autres qu'IgM, a été décrite. Dans la forme la plus fréquente de cette maladie, le gène responsable correspond à une version mutée du ligand de CD40, ce qui montre l'importance de cette molécule dans le processus de CI (Allen et al. 1993). La stimulation *in vitro* des lymphocytes B avec certains mitogènes ou cytokines, peut orienter la commutation vers différents isotypes. Ainsi, la stimulation des cellules B spléniques de souris par le LPS induit la commutation vers IgG2b ou IgG3, alors que la stimulation LPS plus IL-4 oriente la commutation vers IgG1 ou IgE et LPS plus IFN-γ vers IgG2a. De plus, le traitement avec TGF-β induit la production d'IgA (Coffman et al. 1993). Toutes ces évidences indiquent que le processus de CI est dirigé par différents signaux.

C.   Mécanismes à la base du processus de commutation isotypique.

Le mécanisme à la base de cette commutation, implique une recombinaison avec délétion de l'ADN situé entre deux régions S (pour « switch » ou commutation) localisées en position 5' de chaque gène C_H (voir figure 15). Le gène Cδ, constitue la seule exception puisqu'il ne subit pas cette recombinaison (sauf dans les cas des myélomes IgD), car les IgD sont produites par un épissage alternatif (Stavnezer 1996). Les régions S se composent de quelques motifs de séquences répétées plusieurs fois et chez la souris ces régions varient en longueur de 1 kb ($S_ε$) à 10 kb ($Sγ1$). Les séquences pentamériques GAGCT et GGGGT sont les plus fréquemment trouvées dans les régions S.

Dans la très grande majorité des cas, la commutation s'opère de Cμ directement vers les autres isotypes Cγ, Cε ou Cα. On peut exceptionnellement voir des commutations séquentielles de Cμ vers Cγ3 puis vers Cγ1 ou Cα. Ce type de commutation séquentielle permet la production de deux ou plusieurs isotypes différents durant la différenciation d'un clone de cellules B (Schultz et al. 1990). Ce processus de délétion intra-chromosomique aboutit, d'autre part, à la production d'ADN circulaire extra-chromosomique contenant les deux régions S liées et les séquences codantes pour les isotypes éliminés (Matsuoka et al. 1990). Cette molécule circulaire ne se réplique pas et disparaît après la prolifération cellulaire.

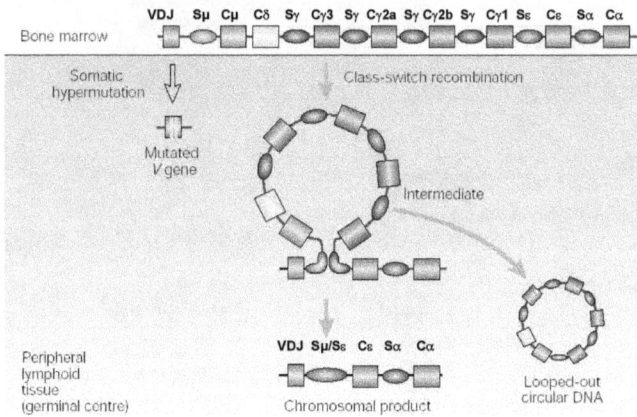

Figure 15:   **Organisation du gène des chaînes lourdes d'Igs et les altérations qu'il subit après le processus de CI.** *(d 'après Kinoshita et col, Nature, 2001)*

Parmi les modèles postulés pour expliquer le mécanisme d'induction de la CI, la plupart des auteurs propose l'existence d'un « complexe recombinase commun » et signale l'importance des différentes régions S (Stavnezer-Nordgren and Sirlin 1986). L'analyse moléculaire de ces régions a montré la présence, en 5', d'un exon I (une séquence qui précède tous les gènes C_H capables de faire la CI) et qui contient plusieurs codons de terminaison. Il a été démontré que la stimulation avec différentes cytokines active, au préalable de la commutation, une transcription germinale à partir des promoteurs des exons I, et produit des ARNm qui contiennent les régions Ix-Cx (comme Iε-Cε). Ces fragments sont appèles transcrits germinaux et ils sont montrés dans la figure 16a. L'analyse approfondie de ces promoteurs a permis d'identifier des séquences qui confèrent une activité transcriptionnelle inductible par cytokines, ainsi que des facteurs de transcription spécifiques qui reconnaissent ces séquences. (Figure 16-b).

Plusieurs mécanismes complémentaires peuvent expliquer la corrélation existante entre transcription germinale et CI (Snapper et al. 1997). Ces mécanismes impliquent que : **a)** la transcription *per se* peut désorganiser la structure de la chromatine et rendre l'ADN accessible à la recombinase. **b)** les transcrits germinaux produits, peuvent se lier à l'ADN double brin et, en formant une triple hélice, rendre l'accessibilité à la recombinase. **c)** l'interaction des facteurs de transcription et d'autres facteurs protidiques au niveau des régions I, peuvent jouer un rôle de signaux pour les recombinases (voir revues de Stavnezer, 1996 et de Snapper *et col*, 1997).

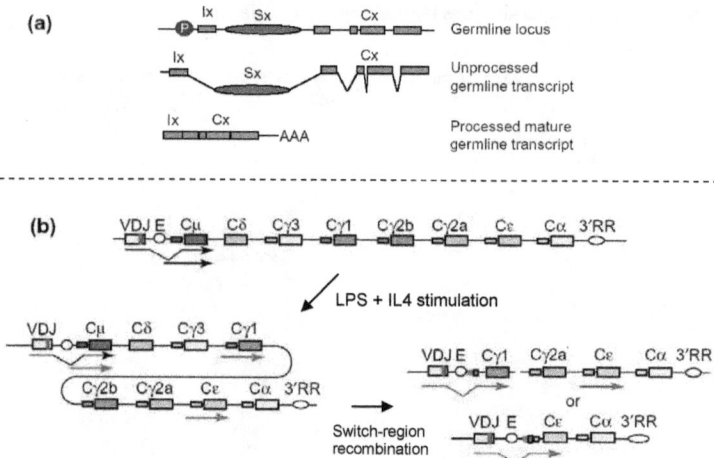

Figure 16: (a) **Les transcrits germinaux et leur maturation vers un ARNm.**
(b) **La CI d'une C_H particulière est précédée par l'induction d'un transcrit germinal incluant la région C_H ciblée par les cytokines**
(D'après Manis et col, TRENDS in Immunology, 2002)

1) *Exigences moléculaires pour la commutation isotypique:*

L'initiation de la CI requiert l'activation du lymphocyte B par l'Ag et les cytokines qui seront secrétées par les cellules T et/ou les macrophages. Depuis le contact direct entre les cellules T et B, les signaux déclenchés au travers de l'IgM de surface, CD40 et les récepteurs de cytokines sur la cellule B sont responsables, d'abord de la sélection de la région cible et puis de l'induction de la ou des recombinases (Muramatsu et al. 2000). Finalement, l'étape de réparation de la CI paraît été faite par le système de réparation « NHEJ » (Kinoshita and Honjo 2001).

(a) *Sélection d'une région S comme cible.*

Chez les cellules B matures la région Sμ est constitutivement transcrite à partir de la région promotrice intronique Iμ située en 5' de l'exon Iμ (Manis et al. 2002b). Cette transcription donne lieux à la production du transcrit germinaux et est induite seulement après la stimulation par des cytokines spécifiques comme l'IL-4. Il est accepté qu'il existe une corrélation entre la spécificité isotypique de la transcription germinale et la recombination de la région S qui serait ciblée. Différentes études suggèrent que l'ouverture de la chromatine sur une des régions S serait responsable de permettre l'accès à une recombinase (Stavnezer-Nordgren and Sirlin 1986). (Figure 17-a). Quand les régions S sont transcrites *in vitro*, l'ARNm de ces transcrits s'associe avec le brin matrice de l'ADN formant un hybride RNA-DNA (Chaudhuri and Alt 2004). Plus récemment, il à été démontré que ces hybrides RNA-DNA forment une boucle de réplication dans laquelle le brin complémentaire reste comme simple brin (Yu et al. 2003). (Figure 17-b). Cependant, bien qu'il à été postulé que ces structures aient un rôle dans le processus de CI, (Tashiro et al. 2001) aucune évidence expérimentale ne permet d'étayer cette hypothèse (Chaudhuri and Alt 2004).

(b) *Reconnaissance et coupure de l'ADN cible pour faire la jonction des régions S.*

La reconnaissance de la région S est essentielle pour l'exécution de la CI, la production de souris « knock-out » dans la région Sμ montre une véritable diminution de la CI et le processus résiduel à été associé à la présence de séquences homologues disséminées près de la région Sμ (Luby et al. 2001). Dans la figure 17-b nous contemplons l'ouverture de la chromatine a cause de la transcription au niveau de régions S cibles suite à une activation par des cytokines spécifiques. Cette partie de la chromatine formera donc une boucle donnant accès au « switchsome » (AID et/ou autres molécules).

En ce qui concerne la coupure de la région cible, les analyses comparatives des deux séquences de liaison de la CI dans la région S ont montré l'introduction de délétions dans l'ADN, ce qui suggère la présence de coupures décalées dans les deux brins de la région S (Kinoshita and Honjo 2001). Différentes travaux ont montré que l'enzyme responsable de ces coupures est l'AID. L'évidence directe que cette déaminase soit impliquée dans le clivage de l'ADN a son origine dans les résultats de Petersen *et col* (Petersen et al. 2001) montrant que la formation de DSBs dans le locus IgH est dépendante de l'AID (Honjo et al. 2004). (Figure 17-b).

Bien que la formation de DSBs dans le processus de CI reste controversée la plus part des résultats suggèrent que cette forme de coupure aie lieu dans la CI. Par exemple la génération d'un cercle épisomal lors du processus de CI propose que la coupure de l'ADN est une coupure DSB (Wuerffel et al. 1997). De plus, les résultats de Rogakou *et col* confirment cette idée après avoir montré que les « foci » de l'histone H2AX phosphorylée (γ-H2AX), qu'est formés autour des coupures DSBs dans l'ADN du locus IgH se produisent dans des cellules qui accomplissent la CI (Rogakou et al. 1998). Le fait que la CI requière la prolifération cellulaire et la synthèse d'ADN est aussi en faveur de cette hypothèse. Dans ces conditions, on peut assumer que le traitement des coupures DBS sera initié en G1 et continuera en phase S. Ces données sont aussi en faveur de la présence du mécanisme de réparation « NHEJ ». (Chaudhuri and Alt 2004).

Si c'est le cas, nous devons envisager dans le modèle de CI la nécessité d'une résection suivi d'un remplissage après les DSBs. Les candidats les plus probables pour accomplir cette fonction sont les polymérases sujettes à erreur, lesquelles pourraient être les responsables de l'addition de plusieurs mutations dans les régions S. (Faili et al. 2004).

(c)   Réparation et ligature de l'ADN double brin

L'achèvement de la CI implique les jonctions des deux régions S cassées. Parmi les deux mécanismes de réparations des DSBs, recombinaison homologue et « NHEJ », ce dernier semble être le candidat le plus probable pour agir dans la CI. La perte presque complète d'homologie dans les extrémités des régions S après la coupure exclut la possibilité qu'un mécanisme de recombinaison homologue puisse se produire. De plus, quelques-uns des composants du système de réparation « NHEJ » comme les protéines Ku et la DNA-PK$_{cs}$ sont nécessaires dans le processus de CI, (Manis et al. 2002a; Manis et al. 1998). Récemment a été proposé que l'introduction de une deoxyuridine dans la région S sera enlevée principalement par le mécanisme de l'excision de base, BER (pour « base-excision repair ») ce qui comprendre la présence de la uracil-DNA glycosylase (UNG) pour générer un site abasique et de la « apurinic/apyrididinic endonuclease 1 » (APE 1) pour faire la coupure. (Figure 17-b) (Petersen-Mahrt et al. 2002).

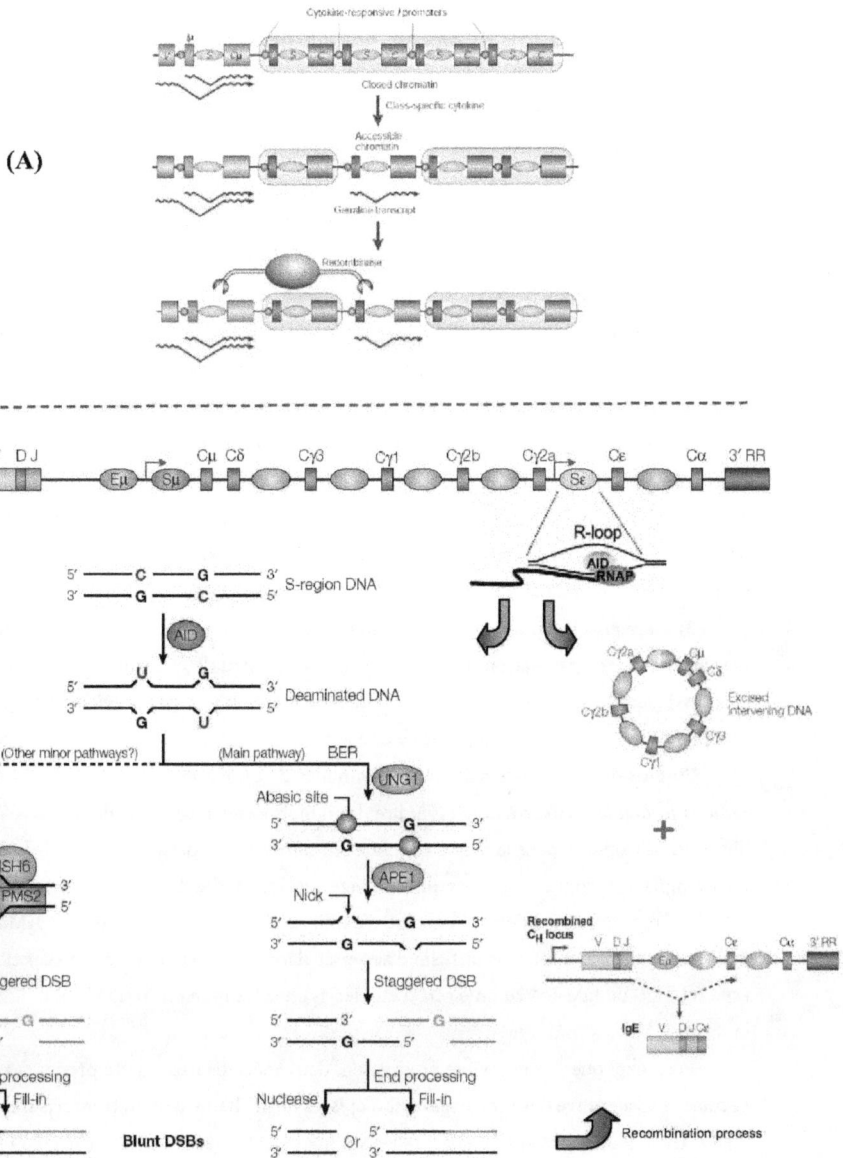

Figure 17: (A) Modèle d'accessibilité dans la CI *(d'après Kinoshita et Honjo, Cell, 2001)*
(B) Modèle du processus de CI *(d'après Chaudhuri et Alt, Nature 2004)*

D. Processus non classiques de commutation isotopique.

Dans le processus de CI le scénario le plus habituel est la délétion de la région d'ADN entre les deux régions S, mais d'autres possibilités ont été observées dans différentes conditions cellulaires.

1) *La CI séquentielle*, par lesquelles différentes commutations à partir du même chromosome sont trouvées. Un exemple de cette CI séquentielle a été décrit chez la souris avec les gènes γ1 et ε. Dans ce processus, l'IL-4 promeut la recombinaison en formant une liaison entre les régions Sμ-Sγ1 et finalement une deuxième recombinaison a lieu avec la région Sε (Mandler et al. 1993). Cette commutation séquentielle est aussi trouvée chez les humains mais ses implications et son importance restent inconnues (Baskin et al. 1997).

2) *La recombinaison inverse*, quelquefois la CI conduit à une inversion de l'orientation des régions S restantes. Un chromosome avec cette caractéristique serait incapable de coder pour une chaîne lourde puisque la région VDJ est dans l'autre sens. Cependant, le chromosome peut être délivré par une deuxième commutation qui transcrira les régions C situées en 3' de la région inversée (Laffan and Luzzatto 1992).

3) *La trans-commutation*. Bien que la plupart des CIs implique un seul chromosome, un mécanisme de recombinaison inter-chromosomique, entre deux chromosomes homologues, a été aussi décrit (Harriman et al. 1993). Cependant, il n'y a pas d'évidence expérimentale indiquant l'importance biologique de ce phénomène.

En plus de ces formes non conventionnelles de CI, il a été aussi décrit *la production de cellules B double-productrices*, c'est à dire des lymphocytes B capables de produire deux types différents d'isotypes dans la même cellule. Pour faire ce type de commutation le mécanisme le plus simple est donné à travers un épissage alternatif des transcrits longs (VDJ-IgM-IgD) (Finkelman 1999). Ce modèle est capable d'expliquer la double production des IgM et des IgD, mais son application est plus difficile d'accepter dans le cas d'une double production d'Igs du type IgM-IgG ou IgM-IgA comme cela a été décrit chez les humains (Fujieda et al. 1996) et chez la souris (Shimizu et al. 1989).

Pour expliquer cette double production, deux mécanismes ont été proposés à ce jour, **a)** *Le trans-épissage* entre des précurseurs non épissés de la chaîne μ et un transcrit stérile portant une autre région C_H. (Fujieda et al. 1996; Shimizu et al. 1989 ; Sideras et al. 1989) et **b)** *Une duplication du domaine VDJ* qui serait recombiné 5' de la region Cμ et 5' devant d'une autre région C_H. Ceci induira la transcription de deux transcrits un premier que sera composé par une region VDJ-IgM et un deuxième que comprendra les region, par exemple, VDJ-IgG (Mizuta et al. 1991; Oppezzo et al. 2002)

VI. Une nouvelle cytidine déaminase régule les processus de CI et HS.

Bien que les processus d'HS et de CI surviennent dans les lymphocytes B activés par l'Ag dans le CG, ils ont longtemps été considérés comme des évènements complètement indépendants (Jacob et al. 1991 ; MacLennan 1994). Le fait que ces processus agissent sur différentes régions fonctionnelles (VDJ ou C$_H$) et surviennent à des temps différents renforce cette idée. Cependant, une telle conception a été bouleversée suite à la découverte de l'AID par le groupe de Honjo (Muramatsu et al. 1999). Cette molécule appartenant à la famille des cytidines déaminases, un groupe de protéines impliquées dans l'édition des différentes molécules d'ARN, a été associée de façon directe à l'HS et la CI (Muramatsu et al. 1999).

A. Clonage et premières caractérisations de l'AID.

Le produit du gène *AID* a été identifié par hybridation soustractive en utilisant des cellules B d'un lymphome murin (CH12F3-2) après l'induction du processus de CI par des cytokines (Muramatsu et al. 1999). L'expression de l'AID est spécifique des cellules B activées et il a été suggéré par Martin *et col* qu'elle serait la seule protéine spécifique de la cellule B nécessaire pour accomplir les processus d'HS et de CI (Martin and Scharff 2002).

La protéine AID est une molécule de 198 acides aminés avec une taille moléculaire relative de 24 kDa et un domaine catalytique de déamination des cytosines hautement conservé entre tous les membres de cette famille. (Figure 18-a). Parmi eux, la sous-unité catalytique APOBEC-1 de l'apolipoprotéine B (apoB) est la molécule la plus proche de l'AID avec un pourcentage d'identités de 34% au niveau des acides aminés (Muramatsu et al. 1999). APOBEC-1 est responsable de l'édition de l'ARN messager (ARNm) de ApoB par déamination d'une cytidine (dC) en donnant une uridine (U) dans le but de générer un codon stop prématuré qui donne une nouvelle protéine (ApoB48) avec une fonction différente de la protéine complète (ApoB100) (Navaratnam et al. 1993).

L'édition des ARNm est une modification post-transcriptionnelle qui augmente la diversité moléculaire puisqu'elle permet de produire avec un même ARNm des protéines différentes ayant des fonctions distinctes. Les deux gènes, *APOBEC-1* et *AID*, se trouvent dans le bras 12p13 du chromosome humain suggérant un évènement de duplication récent (Muto et al. 2000). De la même façon que l'APOBEC-1, l'AID a une activité de cytidine déaminase *in-vitro*, (figure 18-b) qui est inhibée par la tetrahydro-uridine, un agent chélateur des ions de Zinc (Muramatsu et al. 1999). A différence de l'APOBEC-1, la protéine AID n'est pas capable d'accomplir la déamination des résidus C dans l'ARNm d'ApoB et ne peut pas se lier à des substrats enrichis en adénine et uracile (Muramatsu et al. 1999).

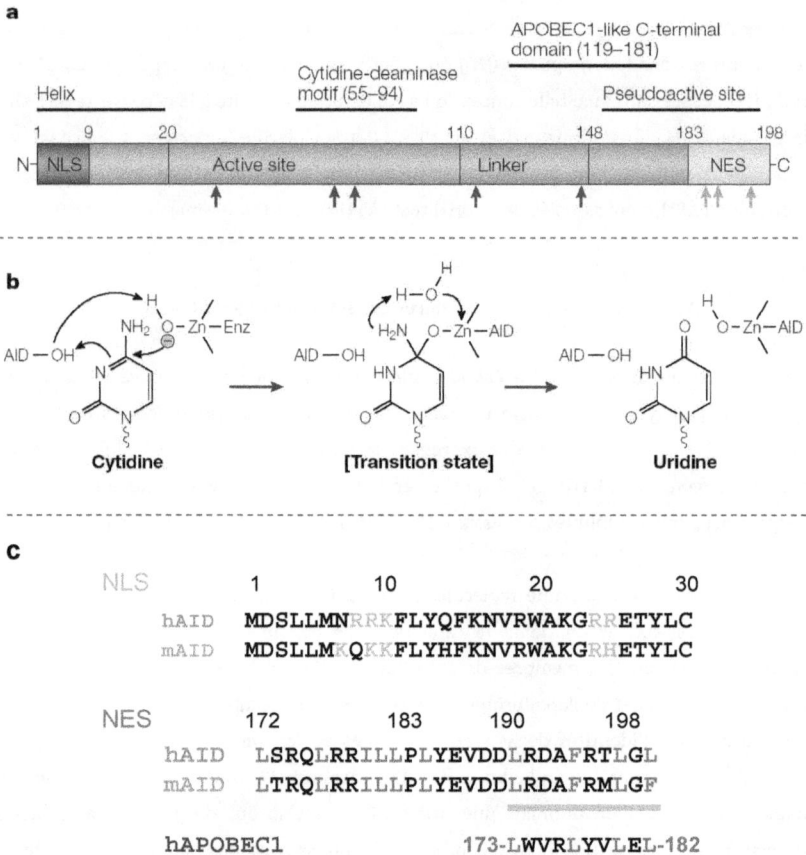

Figure 18 : (a) Structure primaire de l'AID. NLS et NES sont les séquences de localisation cellulaire. Quelques-unes des mutations qui affectent la fonction d'AID sont montrées avec des flèches. Les flèches blues représentent les mutations capables d'inhiber la CI et l'HS, les flèches orange celles capables de bloquer la CI sans inhiber l'HS. (b) La réaction de déamination. Le mécanisme de déamination de la cytidine à travers d'une attaque nucléophile dans la position 4 de l'anneau de la pyrimidine par les ions de Zinc. (d'après Chaudhuri et Alt, Nature 2004). (c) Comparaison de séquences des aminoacides de l'AID humaine et de souris et de l'APOBEC1 dans les régions NLS et NES. Les aminoacides conservés sont marqués soit en vert (NLS), soit en rouge (NES). (d'après Ito et col, PNAS, 2004).

B.   L'AID est une molécule essentielle pour la diversité des Igs.

L'inactivation du gène de l'AID chez la souris a montré clairement que cette molécule est nécessaire au processus de CI (Muramatsu et al. 2000). De plus, les résultats chez les patients atteints de la maladie HIGM2 pour « X-linked Hyper IgM syndrome» ont dévoilé aussi l'importance de l'AID dans ce processus (Revy et al. 2000). Chez les malades atteints de ce syndrome, le niveau sérique des IgM est très augmenté mais il n'y a pas de production des autres isotypes des Igs, malgré l'absence apparente d'anomalies dans la structure interne des CGs. Revi *et col* ont montré que des mutations somatiques, dont certaines placées dans la séquence du site actif de l'AID, seraient à l'origine de ce défaut (figure 18-a) (Revy et al. 2000 ; Xie et al. 2004).

Ces données montrent donc, qu'une cellule B sans expression d'AID ou avec une AID déficiente, est capable de réaliser son réarrangement V(D)J mais est incapable d'accomplir le processus de CI (Martin and Scharff 2002).

Bien que les DSBs aient été impliquées dans l'événement d'initiation de la CI, on ne sait pas si l'action de l'AID sur ces coupures est directe ou indirecte. La perte de la formation du « foci » par l'absence des molécules γ-H2ax et Nbs1 (nécessaire pour le diagnostique de la coupure DSB) chez la souris AID négative suggère que l'action de l'AID a lieu avant la présence de coupures dans l'ADN (Petersen et al. 2001). Des études récentes ont montré une haute incidence de mutations dans la région flanquant Sµ chez la souris (Nagaoka et al. 2002). Ces mutations sont réduites dans les lymphocytes B AID négatif tant chez la souris que chez les patients atteints de LLC. De plus, une corrélation positive a été trouvée entre ces mutations, l'expression de l'AID et la CI. Ces résultats suggèrent que l'AID est responsable de ces lésions dans l'ADN et par conséquence des DSBs lors du début de la CI (Kenter 2003).

Les souris AID [neg/neg] sont aussi déficientes dans le processus d'HS. L'analyse des régions V(D)J depuis l'immunisation a montré une réduction très importante dans le nombre de mutations somatiques (Muramatsu et al. 2000). Des études dans la lignée de Burkitt Ramos, qui a été assimilée à une lignée centroblastique, ont montré que les niveaux de transcription de l'AID sont corrélés avec le taux de mutations somatiques (Zhang et al. 2001).

Dans le processus d'HS, la formation des DSBs dans les gènes V apparaît pendant la phase G2 du cycle cellulaire et est dépendante de la transcription et des motifs « hot spots » (Bross et al. 2000; Papavasiliou and Schatz 2000). De plus, les résultats du groupe de Papavasiliou suggèrent que l'AID devrait agir après les coupures dans l'ADN puisque les DSBs sont trouvées dans les régions V des souris AID négatives (Papavasiliou and Schatz 2002a). Cependant, des études récentes indiquent qu'à différence du processus de CI, la présence de DSBs est indépendante de l'expression de l'AID dans l'HS (Bross et al. 2002 ; Papavasiliou and Schatz 2002a). En plus, il a été démontré que l'HS dans la lignée BL2 (Lymphome de Burkitt) a lieu pendant la phase G1 du cycle cellulaire, (Faili et al. 2002b) un résultat qui n'est pas en accord avec les travaux de Bross *et col* et Papavasiliou *et col*.

A ce jour, nous pouvons seulement dire que la relation entre les coupures DSBs, dans les gènes codant pour les parties V des Igs, et le mécanisme d'action de l'AID dans le processus d'HS demeure inconnue (Kenter 2003).

C.   Les différents domaines fonctionnels de l'AID et sa localisation cellulaire.

La structure en domaines de l'AID a été faite par l'extrapolation avec le modèle de APOBEC-1, qui à son tour a été elle-même modélisée à partir de la structure tri-dimensionnelle de la cytidine déaminase de Escherichia *Coli* (E. *Coli*). Avec ces données quatre domaines possibles ont été postulés pour la protéine AID : **1)** un domaine hélice N-terminal (résidus 1 à 20); **2)** un domaine du site actif avec la fonction cytidine déaminase (résidus 20-110); **3)** une séquence « linker » qui comprend les résidus 110 à 148 et **4)** un domaine comprenant un site pseudo-actif de déamination (148 à 198) (Ta et al. 2003). (Figure 18-a).

La comparaison de la structure de l'AID à partir d'un alignement avec d'autres séquences a montré la présence de deux régions (N et C-terminale) qui sont impliquées dans le transport vers le noyau ou le cytoplasme, respectivement. Dans l'extrémité N-terminale il a été détecté chez l'homme et chez la souris un domaine appelé (NLS) pour « nuclear localization signal » (Ito et al. 2004). Ce domaine comporte deux « clusters » avec des acides aminés basiques (8 et 25) qui seront responsables du transport de l'AID vers le noyau.

D'autre part le domaine de l'extrémité C-terminale comprenant 16 acides aminés (186-198) est appelé NES pour « nuclear export sequence » (Ito et al. 2004). (Figure 15-a et c). NES est une séquence d'exportation capable de se lier à la protéine « exportine » CRM1 (Macara 2001) qui permet à l'AID de sortir du noyau vers le cytoplasme (Brar et al. 2004 ; Ito et al. 2004). De plus, il a été suggéré que l'AID pourrait diffuser passivement vers le noyau mais serait transportée de façon active vers le cytoplasme en utilisant la séquence NES (Brar et al. 2004).

Le groupe de Honjo vient de montrer que des mutations dans la region N-terminale et C-terminale rendent cette protéine incapable d'accomplir le processus d'HS et de CI, respectivement (Shinkura et al. 2004). Ces résultats étayent le travail de Barreto *et col* (Barreto et al. 2003) et suggèrent que la protéine AID présente deux régions distinctes qui seront impliquées de façon différentielle, soit dans l'HS (région N-terminale), soit dans la CI (region C-terminale).

L'hypothèse émise est donc que les domaines N et C-terminaux pourraient interagir avec des cofacteurs spécifiques pour chacun d'eux et seraient responsables de contrôler de façon différentielle l'action de l'AID dans les deux processus (Shinkura et al. 2004).

D.   La régulation transcriptionnelle de l'AID.

L'expression de l'AID a toujours été corrélée à l'activation de la cellule B suite au contact avec un Ag présenté par les cellules T. Ce contact s'établit au niveau du CG et l'interaction entre la molécule CD40 exprimée par la cellule B et de son ligand CD40L est essentielle, en conjonction avec l'expression de certaines cytokines, pour l'induction de l'expression de l'AID.

Plusieurs travaux ont montré que l'expression de l'AID dépend de l'activation par CD40L ou le LPS avec l'addition de certaines cytokines comme l'IL-4 (Gao et al. 2001; Muramatsu et al. 2000; Oppezzo et al. 2003). Il est déjà connu que ces molécules sont responsables du déclenchement d'une cascade de signaux dans la cellule B dont plusieurs facteurs de transcription qui commencent à s'exprimer. Les produits du gène E2A (les protéines E12 et E47 produites par un épissage alternatif) sont d'importants facteurs de transcription dans le développement du lymphocyte B. Le travail de Sayeg *et col* montre que la molécule E47 est capable de se lier à une région intronique hautement conservée entre les exons 1 et 2 de l'AID et que ce facteur est requis pour une expression efficace de cette protéine. De plus, ils ont montré une corrélation directe entre l'expression d'E47 et de l'AID et le processus de CI (Sayegh et al. 2003).

Aussi, Dedeglou *et col* ont montré que l'activation de l'AID par CD40L et IL-4 induit l'engagement de deux autres facteurs de transcription, d'une part NFκB qui sera induit après la stimulation avec CD40L et d'autre STAT6 qui sera induit après la stimulation par l'IL-4 (Dedeoglu et al. 2004). Ce travail a permis d'identifier les sites d'union de ces molécules à environ – 1200 paires de bases (pb) par rapport au premier codon ATG de l'AID et suggèrent que NFκB et STAT6 agissent en synergie pour accomplir une expression optimale de l'AID.

Finalement, des résultats de Gonda *et col* ont démontré qu'un facteur de transcription additionnel est impliqué dans la régulation de l'expression de l'AID. L'équipe de Gonda a identifié une région située dans le promoteur de l'AID (à – 400 pb) qui est reconnue par la protéine BSAP et sur laquelle celle-ci se fixe. Cette protéine est donc responsable de régler l'expression de l'AID dans une étroite corrélation avec la protéine Id-2. Il semble que l'expression de ces deux facteurs de transcription soit nécessaire pour assurer une expression contrôlée de cette déaminase (Gonda et al. 2003 ; Oppezzo et al. 2004).

E. Mécanismes moléculaires impliqués dans la régulation de la CI et l'HS par l'AID.

L'évidence directe que l'AID soit impliquée dans le clivage de l'ADN a son origine dans les résultats de Petersen *et col* (Petersen et al. 2001). Comme la formation du complexe avec γ-H2AX (une forme phosphorylée de l'histone H2AX) est induite après la stimulation de la CI, ils ont regardé la présence de γ-H2AX dans le locus IgH comme un marqueur de la DSB. Les résultats montrent que la formation de ce « foci » et la CI sont déficientes chez la souris « knock-out » pour AID après stimulation, ce qui indique que la formation de DSB dans le locus IgH est dépendante de l'AID (Honjo et al. 2004). A présent, deux modèles ont été proposés pour expliquer la façon dont l'AID induirait la coupure de l'ADN.

1) Modèle du "RNA editing".

L'hypothèse de l'édition d'un ARN a été originalement proposée sur la base de la conservation de séquence entre AID et APOBEC-1 (Honjo 2002). Ce modèle considère la formation d'un complexe primaire entre l'AID et d'autres cofacteurs inconnus à ce jour. Ce complexe serait capable de reconnaître un ARN messager et l'éditer à travers de la déamination d'un C pour une uridine U. Cet ARN modifié sera maintenant capable de transcrire une ADN endonucléase qui coupera les régions V pour accomplir l'HS ou bien introduire des mutations dans la région pre-switch.

Dans ce modèle, la transcription des gènes des Igs induirait l'ouverture du double brin d'ADN, ce qui permettrait la formation des structures secondaires qui seront reconnues par l'endonucléase. Selon ce modèle, dans le cas de l'HS, ce seraient les polymérases sujettes à erreurs qui seraient responsables d'accomplir les mutations pour les régions V, alors que dans le cas de la CI, la « NHEJ » serait responsable d'accomplir cette transformation (Honjo et al. 2004). (Figure 19). Plusieurs questions demeurent sans réponse dans le cadre de cette hypothèse: 1) quel est l'ARNm sur lequel agira l'AID pour coder l'endonucléase ? 2) quel sera le substrat de cette enzyme (DBS ou SSB)? et 3) comment l'endonucléase choisit-elle sa cible tout en évitant la survenue de mutations dans une région quelconque de l'ADN ? Le travail de Doi *et col* montrant que la synthèse *de novo* des protéines est requise au début du processus de CI, est en faveur de cette hypothèse (Doi et al. 2003). De plus le même groupe vient de montrer que la synthèse *de novo* est aussi nécessaire avant les coupures dans l'ADN, suggérant donc une relation étroite entre l'AID, les coupures double brin et la CI (Begum et al. 2004b).

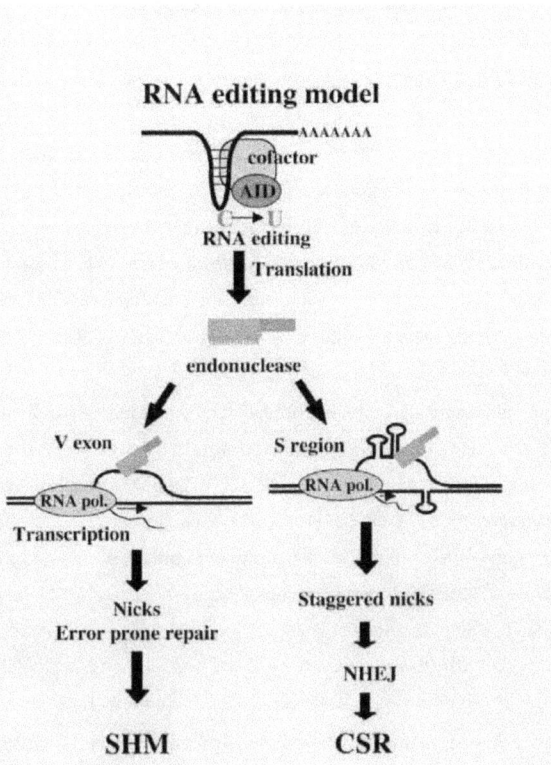

Figure 19: **Modèle de l'édition d'une molécule d'ARN dans la diversification des Igs.** *(d'après Honjo et col, Immunity, 2004).*

2) *Déamination de l'ADN.*

La première évidence de la capacité de l'AID pour déaminer des résidus C dans l'ADN a été obtenue *in vitro* chez E. *Coli* à travers l'induction de mutations dans le génome de cette bactérie (Diaz et al. 2003; Petersen-Mahrt et al. 2002 ; Ramiro et al. 2003). Cette hypothèse a été étayée par les expériences *in vitro* montrant les capacités de l'AID à déaminer un simple brin d'ADN (Bransteitter et al. 2003; Chaudhuri et al. 2003; Yu et al. 2004). Ce modèle propose que l'HS est déclenchée par la déamination des résidus dC dans les régions V des Igs. L'étape initiale implique la présence de l'AID dans la génération des U dans l'ADN des régions V, ce qui détermine un mauvais appariement dU/dG (guanosine). Ces résidus dU pourraient par la suite être traités de deux façons différentes, soient :

a) Une voie impliquant la réplication de l'ADN préalablement à l'élimination des dU par l'Uracil-ADN-glycosylase (phase 1A de l'HS dans la figure 20). Dans ce cas, cela aboutira à des transitions dC→dT (thymidine) et dG→dA dans l'autre brin effectuées par des polymérases de haute fidélité ou

b) Une voie dans laquelle la réplication agit suite à l'enlèvement des uraciles et détermine la présence d'un site abasique qui pourrait donner lieu soit à des transitions soit à des transversions (phase 1B de la figure 20). Le nucléotide qui remplira ce site sera déterminé au hasard et dépendra soit du type de polymérase sujette à erreurs engagée à ce moment, soit d'un mécanisme de MMR avec une tendance à la présence de transversions, où une purine est remplacée par une pyrimidine, par exemple le passage dG→dC et dA→dT (Neuberger et al. 2003).

Le principal problème de cette hypothèse est l'extrapolation d'un mécanisme assez complexe à partir d'un modèle procaryote. Ainsi, des mutations dans l'ADN de E. *Coli* ont été induites suite à la sur-expression de l'enzyme APOBEC-1, ce qui mettrait en cause la spécificité des mutations observées chez E. *Coli* (Eto et al. 2003; Fugmann et al. 2004). De plus, plusieurs résultats montrent que d'autres membres de la même famille des déaminases, lorsqu'ils sont sur-exprimés, sont capables de déaminer une région quelconque de l'ADN (Harris et al. 2002).

Malgré cela, il s'agit du modèle qui à ce jour a le plus d'évidences directes sur le mécanisme d'action de l'AID (Bransteitter et al. 2003; Chaudhuri et al. 2003; Dickerson et al. 2003; Pham et al. 2003; Sohail et al. 2003). De plus, il est fortement étayé par les résultats de Di Noia *et col* montrant que la diversification des Igs compromet la déamination dC→dU effectuée par l'AID et que pour cet événement l'engagement de la UNG est essentielle (Di Noia J. and Neuberger 2002).

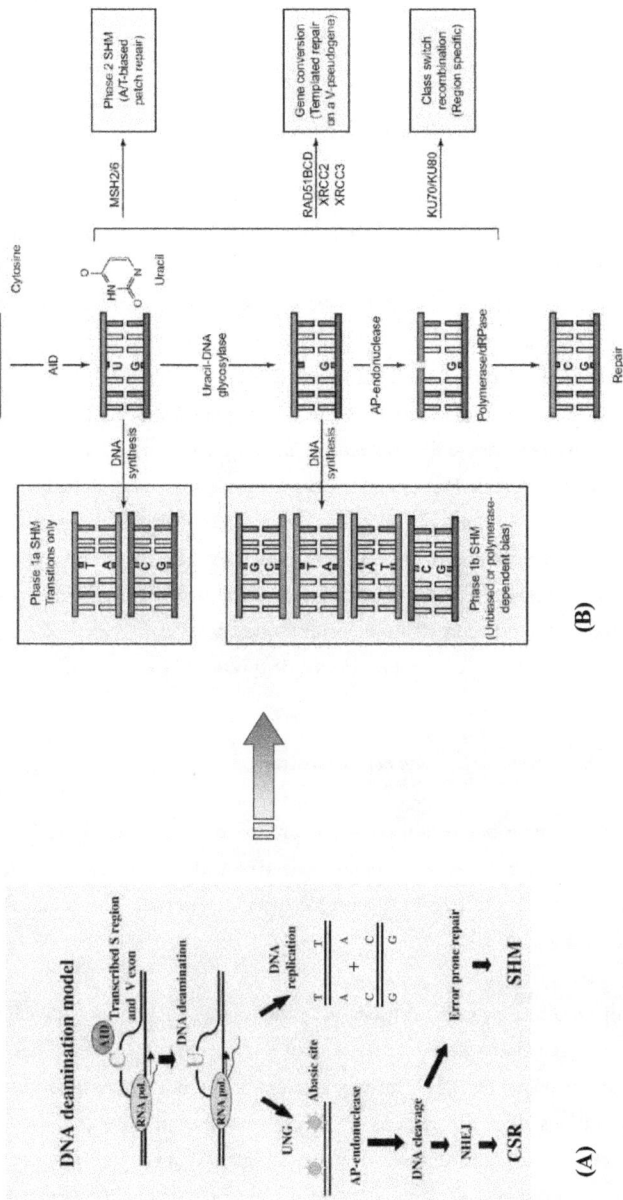

Figure 20 : Modèle de la déamination dans la diversification des Igs. (A) Modèle général de la déamination de l'ADN *(d'après Honjo et col, Immunity, 2004).* (B) Modèle de la déamination de l'ADN proposé par le groupe de Neuberger *(d'après Neuberger et col, TRENDS in Biochemical Sciences, 2003)*

F. Mécanismes de réparation des lésions produites dans les régions V et pre-switch de l'ADN.

1) Le système de réparation d'erreurs d'appariements.

Le système MMR est un des systèmes responsables du maintien de l'intégrité du génome (Kolodner 1996). Dans le cas de l'HS, ce mécanisme pourrait être impliqué dans la deuxième phase du processus montré dans la figure 20.

Alors que dans la première étape l'AID et l'UNG seront capables d'induire des mutations sur la paire G-C, dans la deuxième étape, deux hypothèses sont contemple : la première suggère que le responsable de la réparation sera le mécanisme BER (Petersen-Mahrt et al. 2002) tandis que la deuxième propose à le MMR comme le responsable de la régulation du « mismatch » et d'une nouvelle synthèse d'ADN avec l'aide des polymérases sujettes a erreurs (Li et al. 2004). De plus, le MMR semble être impliqué dans le processus de CI puisque les souris déficientes dans le gène MSH2 ou MSH6 ont montré une réduction de la CI (Li et al. 2004). Possiblement les deux mécanismes pourrant être impliquées dans la réparation (Chaudhuri and Alt 2004) mais au total, davantage de travaux sont nécessaires pour éclaircir ces données. Au moment les résultats plus reproductibles montrent que, dans le processus de CI, la réparation des DSBs serait accomplie pour un mécanisme de type « NHEJ » (Manis et al. 2002b; Rush et al. 2004).

2) Le système de jonction non-homologue.

Le système « NHEJ » semble être essentiel dans le processus de recombinaison V(D)J et de CI, deux événements nécessitant la coupure double brin de l'ADN (Manis et al. 2002b). Par contre ce mécanisme ne semble pas être indispensable dans le processus d'HS (Faili et al. 2002b ; Papavasiliou and Schatz 2002b).

Ces données sont en accord avec les résultats montrant que de l'HS et la CI suivent des voies différentes après la rencontre de la cellule B avec l'Ag. Les résultats expérimentaux suggèrent que les différents domaines N et C-terminaux aient besoin de différents co-facteurs pour produire les mutations dans les régions V et pré-switch et d'autre part que ces « mismatchs » seront réparés de façon différente. Dans la région V, un mécanisme du type MMR est pour l'instant le plus admis alors que dans les régions pre-switch un mécanisme de type « NHEJ » est retenu. (Li et al. 2004).

G. Autres molécules impliquées dans les processus de CI et d'HS.

1) L'uracile N-glycosylase.

Les résultats de Di Noia *et col* suggèrent que la UNG joue un rôle important dans le processus de CI. De plus, des malades avec une mutation récessive homozygote dans le site actif de l'UNG expriment des taux élevés d'IgM et des taux faibles d'IgG et d'IgA dans le sérum ce qui met en valeur le rôle de cette glycosylase dans les processus de CI et d'HS (Li et al. 2004). Cependant, d'autres résultats montrent que lorsque l'on compare des souris UNG $^{neg/neg}$ à des souris UNG $^{+/+}$, les différences observées sur le plan du taux de mutations ne sont pas importantes et les souris UNG $^{neg/neg}$ gardent une certaine capacité à induire la CI. Ces données amènent à relativiser l'importance de cette enzyme dans l'enlèvement des uraciles dans ce processus (Honjo et al. 2004). De plus, le groupe de Honjo a montré récemment que l'UNG, bien que nécessaire au processus de CI, n'est pas indispensable (Begum et al. 2004a). Ces derniers résultats, indiquant que l'enlèvement des U dans le point de clivage de l'ADN n'est pas obligatoire, mettent en cause le modèle de la déamination directe de l'ADN par l'AID.

2) Les ADN polymérases sujettes à erreurs.

Parmi les hypothèses initiales émises pour expliquer la diversité des Igs, l'implication des polymérases de faible fidélité a été envisagée (Brenner and Milstein 1966). Après avoir repéré ces polymérases chez les mammifères, Goodman *et col* suggèrent leur implication dans l'HS (Goodman and Tippin 2000). Cette hypothèse a été confirmée par le travail de Zeng *et col* montrant que les malades qui présentent un défaut dans l'expression de pol η ont une diminution de la fréquence des mutations A et T (Zeng et al. 2001). D'autre polymérases comme pol ι jouent un rôle important dans la fréquence des mutations puisque, une réduction d'environ 75% du taux de mutations est retrouvée pour les cellules de Burkitt lorsque cette polymérase est inactivée (Faili et al. 2002a). Cependant, d'autres résultats vont à l'encontre de cette hypothèse, notamment ceux obtenus chez la souris déficiente en pol ι, souris qui ne montre pas d'altérations majeures dans le profil des mutations. (McDonald et al. 2003). Indépendamment de ces discordances, le rôle des polymérases sujettes à erreurs semble être important dans le processus d'HS, mêmes si plus d'études sont nécessaires pour mieux définir leur rôle.

3) *La protéine de réplication A.*

La plupart des résultats montre que l'AID agit sur l'ADN simple brin (Bransteitter et al. 2003; Chaudhuri et al. 2003 ; Pham et al. 2003 ; Ramiro et al. 2003). Se pose alors la question comment l'AID peut déterminer sa cible et agir sur une structure double brin? Dans le modèle de la déamination de l'ADN par l'AID, la génération de lésions dU/dG comme nous venons de le voir peuvent être résolues de façon différentielle. Il semble établi que les coupures double brin de l'ADN ont lieu sur les régions pre-switch tandis que les résultats sont moins clairs quand nous parlons des régions V (Petersen-Mahrt et al. 2002).

Dans le cas de la CI, la transcription de la région S, du fait de son enrichissement en guanines, est capable de former une boucle. C'est à ce niveau que le transcrit germinal sera hybridé avec le brin « template ». Ceci va permettre à l'autre brin de rester libre pour permettre la fixation soit de l'endonuclease dans le modèle de « RNA editing » soit de l'AID dans le modèle de la déamination. Il est plus difficile par contre, d'expliquer la présence de l'ADN simple brin, nécessaire pour l'accrochage de l'AID dans le processus d'HS (Chaudhuri and Alt 2004).

Dans l'état actuel de nos connaissances sur l'action de l'AID, que ce soit sur le simple ou le double brin de l'ADN, d'autres facteurs semblent être indispensables, en présence de l'AID au moment de cibler l'ADN (Honjo 2002). Chaudhuri *et col* viennent d'identifier un nouveau partenaire de la protéine AID. Il s'agit de la protéine de réplication A (RPA), impliquée maintenant dans la diversification des Igs. Cette molécule s'avère capable de se lier simultanément avec une des leurs sous unités à l'AID et avec autre al ADN simple brin. Le complexe AID-RPA se fixerait sur des petites boucles dans les séquences « hotspots » de la région V(D)J donnant ainsi la possibilité à l'AID d'accomplir la déamination à l'origine du processus d'HS (Chaudhuri et al. 2004).

VII.   La Leucémie Lymphoïde Chronique.

La LLC de cellules B est la forme la plus fréquente des leucémies dans les pays occidentaux. Il s'agit d'une maladie tumorale avec une évolution relativement lente. L'évolution de la maladie varie selon les patients: Environ un tiers des malades suit une évolution bénigne, ne nécessite d'aucun traitement et meurt de causes non liées à la maladie. Un second tiers poursuit une évolution indolente pendant plusieurs années puis la maladie s'aggrave dans un deuxième temps, requiert un traitement anti-tumoral à ce moment et les patients meurent le plus fréquemment de causes liées à la maladie. Le tiers restant présente une forme grave d'emblée, a recours à un traitement précoce et meurt de causes liées à la maladie (Dighiero 2003).

A.   Biologie du lymphocyte B de la LLC

La LLC est une hémopathie lymphoïde chronique définie par l'accumulation de petits lymphocytes B d'aspect mature et d'origine monoclonale dans le sang (lymphocytose>$4x10^9$/l) et la moelle osseuse. Ces lymphocytes présentent des caractéristiques particulières qui permettent de les différencier des lymphocytes B normaux et de ceux proliférant dans d'autres hémopathies malignes du lymphocyte B: 1) Ils expriment un phénotype caractéristique; 2) Ils ont une activité auto-réactive; 3) Ils ont une résistance accrue à l'apoptose "*in vivo*".

1)   Le lymphocyte B de la LLC exprime un phénotype caractéristique.

Le lymphocyte de la LLC est un lymphocyte B monoclonal. Il exprime une immunoglobuline de surface avec une restriction dans les chaînes légères (kappa dans 60 % des cas, lambda dans 40 % des cas). Dans la majorité des cas, la cellule exprime à la fois une IgM et une IgD ayant les mêmes déterminants idiotypiques, témoins de la nature monoclonale de la cellule, et très rarement une IgA, une IgG ou une IgD seule (Preud'homme and Seligmann 1972). Ce profil monoclonal a été confirmé par l'étude du réarrangement des gènes codant pour les Igs (Fialkow et al. 1978).

Les cellules B de la LLC expriment les antigènes HLA de classe I et II et les antigènes de la lignée B, essentiellement CD19, CD20 et CD23 alors que le FMC7 et le CD10 sont en général négatifs (Matutes et al. 1994). Elles expriment aussi très fréquemment CD18, CD27, CD32, CD37, CD39, CD40, CD44, CD45RA et CDw75 (Dighiero et al. 1991). De plus, le phénotype des cellules tumorales de la LLC a une double particularité: **a)** l'expression de faibles taux de plusieurs récepteurs de surface comme le BCR et CD20 **b)** la co-expression quasiment constante du CD5 (Dighiero et al. 1980; Matutes et al. 1994).

L'expression faible du BCR à la surface du lymphocyte B de la LLC constitue une des principales caractéristiques de cette pathologie. La stimulation par la voie du BCR dans la LLC a permis de déceler une anomalie dans la transduction de signal, définie par une réponse proliférative défectueuse, une phosphorylation des tyrosines et une mobilisation calcique anormales (Michel et al. 1993). Pour mieux définir les mécanismes à l'origine de la sous-expression du BCR, Payelle-Brogard *et col* ont examiné la transcription des gènes impliqués dans la constitution du récepteur, la synthèse protéique et le transport intracellulaire du récepteur.

Leurs résultats montrent que : **1)** Il n'existe pas, ni d'anomalies génétiques (mutations ou délétions des séquences codantes) ni d'altérations au niveau de la transcription qui pourraient entraver l'expression du BCR (Payelle-Brogard et al. 1999). **2)** Une discordance importante existe entre la synthèse protéique intra-cytoplasmique du BCR et la très faible expression membranaire de celui-ci. **3)** L'absence de toute altération génétique au niveau de la portion intra-membranaire de l'IgM, ainsi que l'absence de mutations dans la séquence codante de la protéine calnexine, une chaperonne qui joue un rôle majeur dans l'assemblage du BCR. **4)** Un défaut post-transcriptionnelle au niveau de l'assemblage et du trafic intracellulaire. Celui-ci joue un rôle important dans la sous-expression du BCR (Payelle-Brogard et al. 2002). Comme un défaut similaire a été observé dans des cellules B anergiques dans un modèle murin (Bell et al. 1994), ces données constituent un argument supplémentaire en faveur de l'hypothèse d'une expansion de lymphocytes B anergiques dans la LLC (Caligaris-Cappio 1996).

2)   *Le lymphocyte B de la LLC est une cellule B auto-réactive.*

En créant des hybridomes par fusion de lymphocytes B de LLC avec le myélome X-63 de souris, Borche *et col* ont examiné la capacité des lymphocytes de LLC à produire des Acs contre un large panel d'auto-Ags (Borche et al. 1990). Leurs résultats montrent que ces lymphocytes sont fréquemment impliqués dans la production d'auto-Acs naturels. Des résultats similaires ont été trouvés, en étudiant l'activité anticorps des Igs produites par des lymphocytes B de

LLC, préalablement stimulés par des mitogènes (Sthoeger et al. 1989). Dans leur ensemble, ces résultats indiquent que le répertoire auto-réactif responsable de la production des auto-anticorps naturels est fréquemment atteint dans les processus de transformation maligne du lymphocyte B (Borche et al. 1990; Dighiero 1991; Dighiero et al. 1983; Dighiero et al. 1991; Sthoeger et al. 1989).

3) Le lymphocyte B de la LLC a une résistance accrue à l'apoptose « in vivo ».

Les cellules tumorales dans la LLC ne présentent qu'une faible activité proliférative, ce qui se traduit par l'accumulation progressive de cellules B clonales bloquées dans les phases initiales du cycle cellulaire (G0/G1). Bien que la pathogenèse de la LLC demeure inconnue, des résultats récents sont en faveur d'un défaut d'apoptose « in vivo » à l'origine de la maladie (Caligaris-Cappio 1996). A l'inverse, le phénomène d'apoptose est observé "in vitro" après quelques heures de culture, ce qui rend difficile l'étude des phénomènes observés « in vivo » (Binet et al. 1996). Cette discordance entre les résultats « in vivo » et « in vitro » sont en faveur de l'influence de l'environnement dans la survie des lymphocytes B (Granziero et al. 2001). L'interaction B et T semble jouer un rôle, puisque des travaux récents montrent que la stimulation par la voie CD40-CD40L influence favorablement la survie "in vitro" (Lagneaux et al. 1998).

Les phénomènes d'apoptose sont sous la dépendance de nombreux gènes qui aboutissent à l'activation des caspases qui vont fragmenter l'ADN. Le gène BCL-2, situé sur le chromosome 18, est le gène inhibiteur de l'apoptose le plus étudié. Dans la translocation 14-18, caractéristique du lymphome folliculaire, le gène BCL-2 est en contact avec le gène des chaînes lourdes d'immunoglobulines, entraînant la sur-expression de la protéine bcl-2 et une inhibition de l'apoptose dans ces cellules. Cependant, dans la LLC, il existe presque toujours une sur-expression de bcl-2 indépendamment de la translocation 14-18 (Caligaris-Cappio 1996).

Une dérégulation dans l'expression de certains gènes régulateurs du cycle cellulaire pourrait aussi contribuer à l'accumulation des cellules malignes dans les phases précoces du cycle cellulaire. Vrhovac et col ont démontré qu'il existe dans la LLC une sur-expression de la p27^{Kip1}, ce qui n'est pas observé dans la majorité des autres hémopathies malignes du lymphocyte B (Vrhovac et al. 1998). Son taux d'expression serait par ailleurs en relation avec le pronostic. Comme cette protéine joue un rôle majeur dans la progression au niveau du cycle cellulaire par une régulation négative de l'expression de certaines cyclines, sa sur-expression dans les cellules de LLC serait en faveur de l'accumulation de cellules B bloquées dans les phases initiales du cycle cellulaire.

B.   Les outils moléculaires à valeur pronostique dans la LLC.

Pendant ces dernières années, de nouvelles données biologiques ont permis de mieux comprendre la nature du lymphocyte B de la LLC et d'affiner son pronostic. Alors que les caractéristiques que nous venons de voir ne sont pas associées au pronostic, l'étude du profil de mutations des gènes codant pour les Igs et certaines anomalies cytogénétiques constituent à ce jour les meilleurs marqueurs biologiques pour établir un pronostic de cette maladie.

1)   Certaines anomalies génétiques sont associées à un mauvais pronostic dans la LLC.

La possibilité que des facteurs génétiques puissent prédisposer à cette maladie est appuyée par la présence de nombreux cas familiaux de LLC, avec un risque d'avoir la maladie augmenté d'un facteur 2 à 7, pour les membres de la famille (Horwitz 1997; Naylor and Capra 1999; Yuille et al. 2000). Dans un travail réalisé par le groupe de Döhner, des anomalies différentes du caryotype ont été retrouvées dans 80% des cas (Dohner et al. 2000; Dohner et al. 1997). A la différence d'autres hémopathies B où les translocations chromosomiques sont associées à l'activation d'oncogènes, les anomalies cytogénétiques de la LLC sont le plus souvent des gains ou des pertes de matériel génétique.

Parmi ces anomalies nous citerons :

La délétion 13q14 qui reste la plus fréquente (50% des anomalies). L'hypothèse la plus probable est celle de la perte d'un gène suppresseur de tumeur dans la délétion (ou perte d'un allèle et mutation de l'autre). Mais aucune mutation n'a été trouvée dans des gènes candidats comme LEU1, LEU2 et LEU3 tel qu'il est vu dans le rétinoblastome (Bullrich et al. 2001). La délétion 13q14 est considérée comme de bon pronostic (Dohner et al. 2000).

La délétion 11q22-23 représente 13 à 19% des anomalies. Elle s'observe dans des LLC de mauvais pronostic (Dohner et al. 2000).

La trisomie 12, la plus anciennement décrite, est présente dans 15% des cas où des anomalies cytogénétiques existent (Dohner et al. 2000). Pour certains, elle serait associée à une maladie plus agressive avec une morphologie anormale des lymphocytes et l'expression de gènes non mutés codant pour les Igs (Hamblin 1997). La sur-expression d'un gène pourrait contribuer à la transformation tumorale, peut-être le gène MDM2 qui est sur-exprimé, mais en fait non muté.

La délétion 6q est trouvée dans 5% des cas (Dohner et al. 2000). Elle touche deux régions, 6q21-q23 ou 6q25-q27 mais aucun gène candidat n'a, à l'heure actuelle, été identifié dans ces régions.

Finalement, la ***mutation ou la délétion de la région codant pour p53***, sur le chromosome 17, est retrouvée dans 7% des LLC et signe toujours des formes graves (Dohner et al. 2000). Cette mutation pourrait apparaître au cours de l'évolution de la maladie, conférant un avantage prolifératif aux cellules mutées qui deviennent résistantes aux traitements antimitotiques. Une étude sur un grand nombre de cas a réussi à démontrer la valeur pronostique des différentes anomalies (Dohner et al. 2000).

L'anomalie associée au pronostic le plus grave est celle observée au niveau du chromosome 17, suivie de la délétion au niveau du chromosome 11. La trisomie 12 semble aussi associée à un pronostic plus grave mais ceci reste controversé. Certaines de ces anomalies chromosomiques sont fortement corrélées avec le profil de mutations des gènes des Igs. Les anomalies du chromosome 11 et la trisomie 12 sont observées plus fréquemment parmi les malades, ne présentant pas d'HS, alors que la délétion du chromosome 13 prédomine nettement chez les malades dont les gènes des Igs sont mutés.

2) Le profil de mutation des gènes codant pour les Igs du lymphocyte B de la LLC est un élément majeur pour le pronostic.

Le phénotype des cellules tumorales de la LLC (IgM-IgD) correspond à celui d'une cellule B naïve du manteau, qui en conditions normales expriment des gènes non mutés codant pour les Igs (Naylor and Capra 1999). Les premières séquences d'Igs obtenues à partir de lymphocytes B de LLC, semblaient confirmer cette possibilité (Kipps 1998). Toutefois, différents travaux portant sur plus de 200 cas de LLC, n'ont pas confirmé ces premiers résultats, puisque dans 45% des cas, les gènes V_H d'Igs sont utilisés dans leur configuration germinale, alors que dans les 55% des autres cas, il existe un nombre considérable de mutations somatiques. (Fais et al. 1998; Schroeder and Dighiero 1994). Ces différents travaux ont montré que dans la LLC toutes les familles des gènes V_H codant pour la région variable des Igs sont plus ou moins représentées.

Cependant l'expression des gènes dans les cellules leucémiques ne semble pas suivre un processus stochastique, mais un mécanisme encore inconnu de sélection de certains gènes. Cette hétérogénéité moléculaire dans la LLC, a conduit Schroeder et Dighiero à postuler que les formes exprimant des gènes sans HS pourraient correspondre à un stade de différenciation plus précoce au contraire des formes exprimant des gènes très mutés (Schroeder and Dighiero 1994). Il est à noter, que certains gènes comme le V_H1-69 et V_H 4-39 semblent pratiquement toujours être exprimés sous une forme non mutée, alors que d'autres comme le V_H4-34 ou la majorité des gènes de la famille V_H3, comportent très fréquemment de nombreuses mutations somatiques (Fais et al. 1998; Schroeder and Dighiero 1994).

Les travaux de Damle *et col* et Hamblin *et col* ont rapporté que le taux de mutation des gènes codant pour les Igs constitue un élément majeur de pronostic (Damle et al. 1999; Hamblin et al. 1999). Ces études montrent que le profil de mutation des gènes codant pour les Igs permet de séparer les LLC en général et les stades A en particulier, en deux groupes de pronostic très différent. **a)** Les malades de stade A exprimant des gènes mutés qui ont une survie à 10 ans dans 80% des cas, **b)** des malades de stade A exprimant des gènes non mutés et qui ont une survie à 10 ans pour seulement 30% d'entre eux (Hamblin et al. 1999).

Dans l'ensemble, ces résultats suggèrent que la LLC soit une maladie hétérogène. Deux types différents de LLC pourraient être ainsi identifiés sur la base de la biologie et du pronostic. Dans les LLC de bon pronostic, les cellules des patients exprimeraient des gènes mutés codant pour les Igs et correspondraient à la prolifération d'une cellule B ayant été préalablement au contact avec l'Ag dans le CG. Dans les LLC de mauvais pronostic, la transformation tumorale surviendrait dans une cellule B naïve ne présentant pas de mutations au niveau des gènes codant pour les Igs.

Toutefois, cette séparation des LLC en deux entités distinctes va à l'encontre de certaines données qui plaident en faveur d'une maladie unique: **1)** La morphologie et le phénotype du lymphocyte B tumoral ne sont pas différents. **2)** Les altérations observées en ce qui concerne l'expression du BCR sont communes aux formes mutées et non-mutées. **3)** La sur-expression de bcl-2 et de la p27[Kip1] est aussi observée dans les deux formes. **4)** Des études du profil d'expression génique par la technique des puces à ADN, laisse penser que tous les cas de LLC auraient suivi un processus commun de transformation maligne et auraient une même origine. (Klein et al. 2001; Rosenwald et al. 2001).

3)   *A la recherche de nouveaux marqueurs pronostiques dans la LLC.*

Les progrès majeurs accomplis pendant les dernières années dans l'étude du pronostic de la LLC sont issus de la démonstration que le profil de mutation des gènes V_H des Igs constitue un élément majeur dans l'évaluation pronostique de cette maladie (Dighiero 2004). Cette étude requiert d'établir la séquence complète de ces gènes, ce qui demeure pour l'instant une procédure complexe pour la grande majorité des laboratoires de routine.

Ainsi, l'identification d'un marqueur dont l'évaluation serait facile et dont la valeur pronostique serait identique à celle apportée par la génétique des Igs constitue de nos jours une priorité dans la recherche de cette maladie. En tenant compte de l'expression différentielle de certains Ags de surface pour des lymphocytes B de LLC stables et d'autres agressives, Damle *et col* ont proposé que le niveau d'expression du CD38 pouvait être corrélé avec le pronostic (Damle et al. 1999). De plus, en analysant l'expression des kinases impliquées dans la phosphorylation des motifs ITAMs (pour « immunoreceptor tyrosine-based activation motifs ») du BCR, Langham *et col* ont proposé une forte corrélation entre la réponse du BCR, l'expression de CD38 et le profil de mutations (Lanham et al. 2003). D'autres travaux proposent comme substitut à la recherche des mutations dans les gènes codant pour les Igs, l'évaluation des niveaux sériques de thymidine kinase (Magnac et al. 2003) ou l'expression quantitative de hTERT (pour « human telomerase reverse transcriptase ») (Tchirkov et al. 2004). Cependant, à ce jour, aucun des ces travaux ne semble capable de remplacer l'utilisation de l'analyse des mutations au sein des régions V_H des Igs.

Plus récemment, les études avec des puces à ADN ont permis de trouver un certain nombre de gènes dont l'expression est étroitement corrélée avec le profil des mutations et le pronostic (Klein et al. 2001; Rosenwald et al. 2001). Sur la base de ces résultats, le groupe de Montserrat a proposé la quantification de la protéine ZAP-70 par cytométrie de flux comme un substitut à l'étude du profil des mutations des gènes codant pour les Igs (Crespo et al. 2003). Différents travaux sur ZAP-70 sont en train de confirmer sa corrélation forte avec le profil des mutations des gènes codant pour les Igs (Durig et al. 2003; Murashige et al. 2003). Sur la base de nos résultats sur des puces à ADN (Voir annexe I) (Vasconcelos *et col. Leukemia, in revision*) nous avons développé l'étude de deux gènes (LPL pour lipoprotéine lipase et ADAM29 pour desintegrine metalloproteinase domaine-29) dont le taux d'expression est corrélé avec le niveau de mutations dans les domaines V(D)J des Igs. (Oppezzo *et col.* Blood, *in revision*)

C.   La LLC comme modèle d'étude de l'HS et de la CI.

La disponibilité de modèles tumoraux a permis de comprendre le développement et les caractéristiques des cellules B. Les pathologies humaines malignes du lymphocyte B peuvent être répertoriées en fonction du stade de différenciation de la cellule B (Pritsch 1997). Ainsi, ces pathologies peuvent toucher les lymphocytes pré-B, les lymphocytes B et les plasmocytes. Deux hypothèses ont été émises pour expliquer l'origine de la cellule B de la LLC :

Dans la première, il est postulé que la transformation maligne survient à différents stades du développement du lymphocyte B. Les LLC exprimant des Igs non mutées correspondraient à la transformation d'une cellule B naïve, n'ayant pas transité par le CG, alors que les LLC exprimant des Igs mutées correspondraient à la transformation maligne d'une cellule mémoire ayant déjà traversé le CG (Dighiero 2004; Schroeder and Dighiero 1994).

La deuxième hypothèse propose que les deux sous-populations (mutées et non mutées) ont eu un contact préalable avec un Ag qui est reconnu par le BCR avec une faible affinité, (peut-être un auto-antigène). Dans le cas de la population mutée, ce modèle propose que ces cellules soient des cellules B mémoires. Leur maturation se passera au niveau du CG où elles seront anergisées dès leur rencontre avec l'Ag, ce qui expliquerait l'expression faible du BCR dans la LLC. Cependant, l'origine de une sous-population non mutée dans la LLC est plus difficile à définir sur la base de ce modèle.

Dans ce cas, nous devons penser dans une cellule B des caractéristiques naïves qu'après la rencontre avec l'Ag ou un auto-antigène, sera incapable d'induire l'HS. Le biais dans l'expression de certains gènes, dans les formes non-mutées (V_H1-69, V_H4-39) avec l'expression très conservée au niveau du CDR3, tout comme l'expression de certains gènes par les formes mutées suggère très fortement un processus de sélection par l'Ag et supporte cette hypothèse (Stevenson and Caligaris-Cappio 2004). De plus, il a été démontré que les cellules B de LLC exprimant des gènes V_H non mutés seraient capables de mieux transduire les signaux d'activation lorsque les cellules sont activées par la voie du BCR. Au contraire, ceci ne serait plus le cas pour les LLC exprimant des gènes V_H mutés. (Chen et al. 2002 ; Damle et al. 2002 ; Lanham et al. 2003). L'expression de certains gènes associés à une voie de signalisation comme ZAP-70, AID ou le processus de CI chez les malades non mutés est en faveur d'un profil d'expression génique différentiel.

Un modèle qu'ensemble ces deux hypothèses mais dans le-quelle persistent encore des questions à répondre est représentés dans la figure 21.

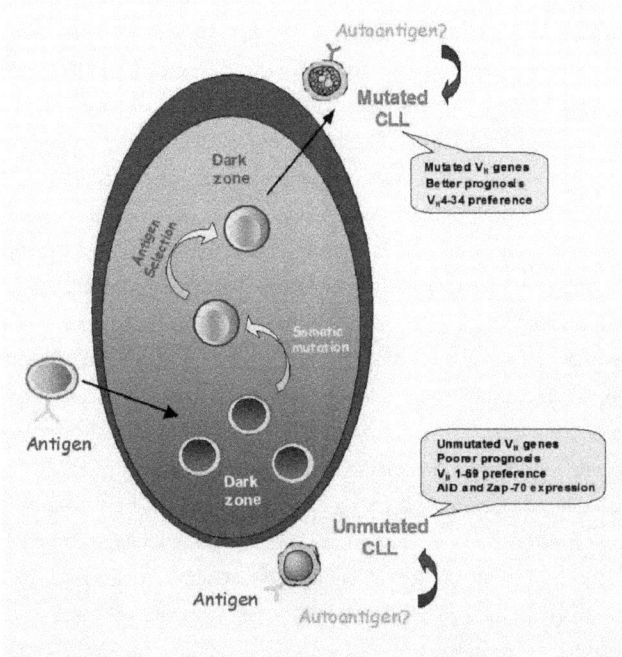

Figure 21 :   **Origines et caractéristiques de les deux sous-populations de la LLC.**
(Adaptation d'après Stevenson et Caligaris-Capio, Blood, 2004)

VIII. Objectifs du travail.

La LLC est une maladie tumorale avec une évolution relativement lente, mais dont le pronostic est très variable selon les malades. Les classifications anatomo-cliniques de Rai et Binet, ont permis une meilleure estimation du pronostic de cette affection, mais s'avèrent incapables de faire une prédiction en ce qui concerne la progression individuelle de la maladie.

Au contraire, l'analyse de la présence d'HS dans les cellules B de patient atteint de LLC a permis de distinguer deux formes différentes de la maladie sur le plan du pronostic. Chez les malades avec un bon pronostic, les cellules B expriment des gènes codant pour les Igs mutés et correspondraient à la prolifération d'une cellule B qui a été en contact avec l'Ag dans le CG. Dans les LLC de mauvais pronostic, la transformation surviendrait dans une cellule B qui ne présente pas d'HS et qui est supposée ne pas avoir eu de contact préalable avec l'Ag dans le CG.

En considérant l'expression des sIgM et des sIgD dans la LLC, nous pouvons penser que le phénotype des cellules B tumorales se rapproche plutôt de celui d'une cellule B naïve du manteau. Toutefois, plus de la moitié des malades atteints de LLC expriment des gènes V_H avec des mutations somatiques (Fais et al. 1998; Schroeder and Dighiero 1994), et presque la totalité des lymphocytes exprime des marqueurs de cellules B mémoires comme CD27 (Damle et al. 2002; Molica et al. 1998). De plus, quelques cellules présentent un processus actif de CI (Fais et al. 1996). Ces caractéristiques correspondent plutôt à un phénotype de cellule B ayant déjà rencontré l'Ag qu'à celui d'une cellule B naïve. Compte tenu de la diversité de ces particularités, l'origine de la cellule B de la LLC demeure difficile à élucider.

De nombreux travaux ont été réalisés en essayant de comprendre cette disparité, mais à ce jour, aucun n'a permis de fournir une explication convaincante. Ainsi, notre travail a pour objectif d'essayer de mieux comprendre ce phénomène, en essayant de répondre aux questions suivantes :

1) Les cellules B de patients atteints de LLC exprimant des gènes non mutés correspondent-elles à des cellules B naïves et les cellules exprimant des gènes mutés correspondent-elles à des cellules B mémoire ? Pour répondre à cette question, nous avons étudié en parallèle le phénotype des cellules tumorales, le profil des mutations et la CI. Les processus d'HS et de CI sont deux événements qui se déroulent normalement dans le CG, suite à la rencontre d'un Ag par la cellule B. Par conséquent, dans une voie T-dépendante au travers du CG l'HS ou la CI ne peut pas être observée dans le cas d'une cellule B naïve.

2) Quel est le rôle de l'AID dans les cellules B de LLC ?

Des travaux récents ont montré que l'AID joue un rôle clé dans les processus d'HS et de CI du lymphocyte B. Par conséquent, elle constitue un marqueur important de la cellule qui a déjà rencontré l'Ag dans le CG. En essayant de répondre à la première question, nous avons trouvé que dans la LLC, il existe fréquemment une dissociation entre l'HS et la CI. Nos résultats montrent que les cellules B de certains malades atteints de LLC présentent un processus actif de CI alors qu'elles ne présentent pas d'HS, cependant elles expriment de façon constitutive la protéine AID. La dissociation entre les deux processus (CI et HS) ajoutée à l'expression constitutive de l'AID dans des cellules du sang périphérique, nous à conduit à étudier l'expression de cette déaminase dans la LLC.

3) Comment est réglée l'expression de l'AID dans les cellules B de la LLC ?

L'expression de l'AID se produit dans une cellule B lorsque celle-ci rencontre une cellule T et qu'un contact CD40-CD40L s'effectue (CD40 exprimé par le lymphocyte B et CD40L exprimé par le lymphocyte T). Toutefois, le mécanisme intime et particulièrement les différents facteurs de transcription impliqués dans ce processus ne sont pas complètement connus.

Mis à part E47, NFkB et STAT-6 qui ont été suggérés comme étant des facteurs de transcription potentiellement impliqués dans l'expression d'AID (Dedeoglu et al. 2004; Sayegh et al. 2003), le travail de Gonda *et col* a mis en évidence le rôle important joué par un quatrième facteur de transcription, la molécule BSAP, ainsi que la présence d'une interrelation entre ce facteur de transcription et la protéine Id-2. L'expression de BSAP et Id-2, qui auraient respectivement des effets régulateurs positifs et négatifs sur l'expression de l'AID, permettrait d'assurer une expression contrôlée de l'AID (Gonda et al. 2003). Comme nous possédions dans le laboratoire d'une part des LLC dont les cellules tumorales exprimaient de façon constitutive l'AID et d'autre part, nous avons mis au point la technique de stimulation par la voie CD40L, nous avons décidé d'étudier donc, le rôle de BSAP, Id-2 et Blimp-1 dans l'expression de l'AID.

4) Quel est le meilleur marqueur pronostique capable de remplacer l'étude du profil de mutation des gènes des Igs dans la LLC?

Pour aborder d'une autre façon la question portant sur l'origine de la cellule B de LLC, nous avons étudié le profil d'expression des gènes par la technique de « micro-arrays » afin de rechercher les différences existantes entre les populations mutées et non mutées de patients atteints de LLC. Ces études avec des puces d'ADN ont permis aussi d'identifier des gènes dont l'expression est étroitement corrélée avec le profil de mutation des gènes codant pour les Igs et donc le pronostic. Ainsi, l'identification d'un marqueur dont l'évaluation serait facile et dont la valeur pronostique serait similaire à celle apportée par la génétique des Igs constitue de nos jours une priorité dans la recherche de cette maladie.

RESULTATS.

I. *Article N° 1.*

**Do CLL B cells correspond to naive or memory B-lymphocytes?
Evidence for an active Ig switch unrelated to phenotype expression and
Ig mutational pattern in B-CLL cells.**

Oppezzo P, Magnac C, Bianchi S, Vuillier F, Tiscornia A, Dumas G, Payelle-Brogard B,
Ajchenbaum-Cymbalista F, Dighiero G, Pritsch O.

Leukemia 2002 Dec; 16 (12): 2438-46.

Les cellules B de patients atteints de LLC exprimant des gènes non mutés
correspondent-elles à des cellules B naïves et les cellules exprimant des gènes mutés
correspondent-elles à des cellules B mémoire ?

Le phénotype exprimé par la cellule B qui prolifère dans la LLC (IgM⁺, IgD⁺, CD5⁺) est celui d'une cellule naïve du manteau, qui ne devrait pas avoir eu de rencontre préalable avec l'Ag et devrait exprimer des gènes codant pour les Igs sans HS. Toutefois, le travail initial de Schroeder et Dighiero a montré que plus de la moitié des LLC expriment des gènes V_H présentant de nombreuses mutations somatiques. A ceci s'ajoutent d'autres publications, antérieures à notre travail, rapportant la présence d'une CI et d'une sur-expression de marqueurs, tel que CD27, révélateurs d'une rencontre avec l'Ag. Ces caractéristiques discordantes concernant les origines du lymphocyte B de LLC nous ont amenés à déterminer le caractère naïf ou mature des cellules exprimant des gènes V_H non mutés d'une part et mutés d'autre part.

Le pronostic très différent lié au profil de mutation pourrait suggérer l'existence de deux maladies différentes. Cependant, les résultats de puces d'ADN montrent que la LLC aurait une origine commune ou bien un processus commun de transformation maligne. En plus de cette discordance, les lymphocytes B de patients atteints de LLC présentent d'autres caractéristiques mal comprises à ce jour : l'expression d'une IgD de surface, par exemple, pour des cellules présentant de l'HS, puisqu'il est établi que l'expression d'IgD est perdue suite à la rencontre avec l'Ag (Black et al. 1978; McHeyzer-Williams et al. 1991).

A ce jour deux hypothèses principales ont été émises pour essayer d'expliquer l'origine du lymphocyte B dans la LLC. La première considère comme évènement décisif, l'étape du développement dans laquelle le lymphocyte B est touché par le processus de transformation maligne. En fonction de ce moment particulier, la cellule B commencerait son expansion tumorale donnant lieu ainsi à une population clonale avec les caractéristiques soit d'une cellule B naïve soit d'une cellule B mémoire. La deuxième hypothèse considère que les cellules B de cette maladie sont des lymphocytes B anergisés. La cause de cette anergie serait liée à une rencontre avec différents auto-antigènes. Ensuite, du fait du processus de transformation maligne, ce clone serait soumis à l'expansion tumorale, qu'il présente initialement une région V_H mutée ou pas.

Les processus de CI et d'HS, sont des événements caractéristiques du lymphocyte B, qui vont permet, à la suite de la rencontre avec l'Ag, d'améliorer l'affinité de l'Ac produit et son activité effectrice. Pour mieux connaître les caractéristiques immunologiques de la cellule B de

LLC, dans un premier travail nous avons essayé de répondre aux questions suivantes : **a)** Existe-t-il une relation entre l'expression d'IgD, considéré un marqueur des cellules B naïves, et le profil de mutation des gènes codant pour les Igs? **b)** Quelle est la fréquence de la CI et dans quel type de cellules de LLC est-elle observée? **c)** Existe-t-il une relation entre le profil de mutation des gènes codant pour les Igs et le processus de CI dans la LLC ?

Dans ce travail, nous avons caractérisé: **1)** le profil de mutation des régions V_H de 25 malades atteints de LLC, **2)** le profil d'expression de l'IgD à la surface des cellules de LLC qui expriment des gènes codant pour les Igs mutés d'une part, et non mutés d'autre part, et **3)** le processus de CI. Parmi ces 25 LLC, seules 13 expriment des gènes avec HS. Quelque soit l'état de mutation des gènes codant pour les Igs, les 25 LLC étudiées exprimaient une IgD à la membrane, conjointement à une IgM. Dans tous les cas, les chaînes μ et δ sont associées avec la même partie variable indépendamment de la présence ou l'absence d'HS. Parmi ces 25 malades, 11 avaient des cellules B dont l'expression des transcrits V_H/Cγ ou V_H/Cα s'ajoutait à celle des transcrits V_H/μ et V_H/δ. Cependant, des transcrits clonaux, c'est à dire avec la même région V_H, n'étaient retrouvés que chez 2 patients. Ces deux malades exprimaient des gènes non mutés codant pour les Igs. L'expression au niveau protéique a été démontrée par cytométrie de flux. Cette analyse a permis de d'identifier donc, à l'intérieur du clone tumoral, trois sous-populations distinctes: **1)** une sous-population majoritaire exprimant IgM et IgD; **2)** une sous-population minoritaire exprimant IgM et IgD conjointement à un ou plusieurs autres isotypes et **3)** une sous-population exprimant exclusivement soit IgG soit IgA à la membrane. Ces résultats montrent qu'un pourcentage de la population de lymphocytes B du malade semble avoir des caractéristiques d'activation différentes au reste des autres cellules B du clone tumoral.

Alors que la co-expression IgM/IgD dans une même cellule s'explique à travers la production d'un transcrit long, la co-expression IgM/IgG ou IgM/IgA est et plus difficile à expliquer. Pour mieux comprendre le mécanisme moléculaire impliqué dans la production de ces différents isotypes nous avons purifié par tri cellulaire la population exprimant IgM et IgD, celle exprimant exclusivement IgG et celle co-exprimant IgM et IgG. Les résultats montrent pour le premier malade, l'existence d'une duplication génique de toute la région V(D)J réarrangée en 5' de la région Cγ-3 expliquant la double production IgM/IgG. Pour le deuxième malade nous n'avons pas trouvé de duplication en utilisant la même technique, suggérant l'existence d'un processus de trans-épissage comme cela a été décrit par Shimizu *et col* (Shimizu et al. 1989).

Ces résultats soulèvent plus de questions, qu'ils n'apportent de réponses. D'une part, nous avons montré que la présence d'un marqueur des cellules naïves, tel que l' IgD de membrane, est fréquemment associée dans la LLC à la présence de l'HS. Alors que le processus de CI se passe normalement dans le CG pour des cellules qui ont déjà rencontré l'Ag, ces deux processus semblent être fréquemment dissociés dans la LLC. Ces résultats posent la question de l'existence d'une voie alternative à la voie classique au sein du CG. Les résultats de Agematsu *et col* et du groupe de Jean-Claude Weill sont en faveur de cette possibilité (Agematsu et al. 1998 ; Weller et al. 2001). De plus, Weller *et col* ont décrit une population B de la zone marginale splénique IgM[(+)], IgD[(+)], et CD27[(+)] qui serait capable d'induire l'HS tout en gardant l'expression de l'IgD de membrane (Weller et al. 2004).

II.   Article N° 2.

**Chronic lymphocytic leukemia B cells expressing AID display a dissociation
between class switch recombination and somatic hypermutation.**

Oppezzo P, Vuillier F, Vasconcelos Y, Dumas G, Payelle-Brogard B,Pritsch O, Dighiero G.

Blood. 2003 May; 10 (101): 4029-32.

Les cellules B de LLC expriment de façon constitutive l'AID et présentent une
dissociation entre la CI et l'HS.

Nos premiers résultats nous ont conduit à essayer d'expliquer cette dissociation entre la CI et l'HS, qui est observée dans la LLC. Ainsi, nous avons décidé d'étudier le profil d'expression de l'AID chez les malades atteints de LLC pour essayer de répondre aux questions suivantes: **a)** Existe-t-il une différence d'expression de l'AID entre les LLC dont les gènes codant pour les Igs sont mutés et celles dont les gènes sont non mutés? **b)** L'expression de l'AID prédomine-t-elle chez les malades présentant une CI active en absence d'HS? **c)** L'AID est-elle fonctionnelle dans les cellules B de la LLC?

Pour répondre à ces questions nous avons étudié 65 malades atteints de LLC, incluant 34 dont les gènes codant pour les Igs étaient non mutés et 31 dont les gènes étaient mutés. A l'aide d'une RT-PCR semi-quantitative, nous avons pu mettre en évidence l'expression constitutive de transcrits d'AID chez 10 parmi les 65 malades (soit 15%), ce qui suggère la présence de cellules B avec un profil activé chez ces malades. Fait intéressant, nous avons trouvé que toutes les cellules exprimant l'AID sont justement les cellules qui n'ont pas eu d'HS mais qui sont capables de subir un processus actif de CI. La discordance observée entre un processus de CI actif et l'absence d'HS, nous a amenés d'abord à confirmer l'absence de mutations dans le gène codant pour l'AID, et ensuite à évaluer l'activité fonctionnelle de cette déaminase pour confirmer que l'absence d'HS n'est pas liée à un défaut fonctionnel de cette enzyme.

Pour cela nous avons cherché la présence de mutations dans la région pre-switch μ car des études du groupe de Honjo avaient montré que l'expression de l'AID induit des mutations au niveau de cette région. Ce dernier groupe a suggéré que ces mutations constituent la preuve de l'action de l'AID et les responsables des coupures DSBs dans le processus de CI. Nos résultats montrent : **1)** une absence de mutations dans les transcrits de l'AID ce qui suggère la présence d'une protéine sans défauts de transcription et **2)** la présence de mutations dans la région pré-switch μ avec un tendance vers les transitions dC→dT et dG→dA dans l'autre brin, ce qui suggère la présence d'un processus de déamination induite par une AID qui semble être fonctionnelle.

Pour mieux définir ce processus dans un deuxième temps, nous avons stimulé par la voie CD40L des lymphocytes B de LLC exprimant de façon constitutive l'AID et ceux de LLC ne l'exprimant pas, ainsi que des lymphocytes B normaux. Nos résultats ont montré que l'expression de l'AID est corrélée à l'induction de mutations dans la région pré-switch μ et aussi à la présence d'une CI vers une IgG. Cependant, nous n'avons pas pu mettre en évidence de mutations dans les domaines variables des gènes codant pour les Igs. L'absence d'HS dans ces cellules favorise l'idée que l'HS requiert la présence de facteurs autres associés à l'AID et que probablement les mécanismes d'HS et de CI, bien qu'ils soient dépendants de la déamination induite par l'AID, constituent deux processus différents.

La détection d'une transcription de l'AID et d'un processus actif de CI dans le clone tumoral présent dans le sang périphérique, témoigne d'une activation préalable par la voie CD40L *in vivo* des cellules B de LLC exprimant l'AID. Ces résultats remettent en cause l'hypothèse selon laquelle les cellules B de LLC n'exprimant pas de mutations somatiques correspondent à la prolifération d'une population B naïve. Toutefois ces données rejoignent celles de notre premier article montrant la présence possible d'une sous-population avec le même réarrangement VDJ mais avec un profil différent d'activation.

III. Article N° 3.

Different isoforms of BSAP regulate expression of AID in normal and chronic lymphocytic leukemia B-cells.

Oppezzo P, Dumas G, Lalanne AI, Payelle-Brogard B, Pritsch O, Dighiero G, Vuillier F.

Blood. 2005 Mar 15; 105(6):2495-503

Différents isoformes de la protéine BSAP contrôlent l'expression de l'AID dans les lymphocytes B de sujets normaux et de patients atteints de LLC.

Compte tenu de l'expression constitutive de l'AID observée chez certains malades et de la dissociation entre les processus de CI et d'HS, la LLC pourrait constituer un modèle de choix pour l'étude de l'expression de l'AID dans le lymphocyte B. De plus, une connaissance approfondie des mécanismes de régulation de l'expression de l'AID et des facteurs de transcription impliqués dans cette régulation, pourrait nous aider à mieux caractériser l'origine des cellules B de la LLC.

Des travaux récents ont mis en évidence le rôle de plusieurs facteurs de transcription dans l'expression de l'AID: E47, Pax-5, NFkB et STAT-6 (Dedeoglu et al. 2004; Gonda et al. 2003; Sayegh et al. 2003). Ayant démontré l'expression constitutive de l'AID dans un nombre important de cas de LLC et possédant la maîtrise de la technique de stimulation par CD40L + IL-4 qui induit constamment l'expression de transcrits de l'AID, nous avons décidé d'étudier le rôle des gènes *Pax-5, Id-2* and *prdm-1* dans l'expression de l'AID. Pax-5 est une facteur de transcription engagé pendant tout le développement du lymphocyte B, et impliqué directement dans la régulation de l'AID (Gonda et al. 2003). Id-2 est un inhibiteur de différentiation qui semble contrôler l'action de Pax-5. Au contraire, *prdm-1,* codant pour la protéine BLIMP-1 est exprimé dans le lymphocyte B mature une fois que la cellule a accompli le processus de CI et joue un rôle régulateur négatif dans l'expression de la protéine BSAP codé par Pax-5.

Ainsi, nous avons étudié les cellules B de 54 malades parmi lesquels 27 avaient des cellules qui présentaient de l'HS au contraire des autres. Parmi ces malades, 21 avaient des cellules B qui exprimaient de façon constitutive l'AID, expression qui prédominait chez les patients dont les gènes des Igs étaient non mutés (16 sur 21). Pour ces 16 malades exprimant l'AID, nous avons trouvé des transcrits $V_H/C\gamma$ et/ou $V_H/C\alpha$ en plus des transcrits $V_H/C\mu$, ce qui suggère la présence d'un processus actif de CI. Pour confirmer l'origine clonale de ces transcrits, nous avons isolé par tri cellulaire des populations exprimant IgM^+/IgD^+, IgM^+/IgG^+ et IgG'seul chez deux de ces malades. Pour chaque population ainsi purifiée, nous avons amplifié les transcrits $V_H/C\mu$, $V_H/C\delta$ et $V_H/C\gamma$ et confirmé par séquençage la présence du même domaine V_H dans les différents transcrits. Ainsi l'origine tumorale de ces transcrits a pu être établie pour 12 de ces 16 cas.

Quant à l'expression des transcrits des gènes Pax-5 et Id-2, nos résultats ont montré que la présence de l'AID et d'un processus actif de CI est associée à une expression élevée du gène Pax-5 dans sa forme complète (Pax-5a). Par contre les cellules qui n'expriment pas l'AID et n'ont pas de CI, présentent une expression réduite de Pax-5a et expriment une nouvelle forme issue de l'épissage alternatif de ce gène. Ce dernier transcrit (Pax-5/Δ-Ex8) présente une délétion complète de l'exon 8, qui détermine une perte importante du domaine activateur dans les exons 8 et 9. Cette caractéristique nous a conduits à postuler l'existence d'un mécanisme d'autorégulation du gène Pax-5, qui pourrait contrôler l'expression de l'AID.

Pour vérifier cette hypothèse, nous avons stimulé avec CD40L+IL-4 les cellules qui expriment l'AID de façon constitutive et celles que ne l'expriment pas. Si cette hypothèse est vraie, la stimulation des cellules qui n'expriment pas l'AID de façon constitutive devrait induire l'expression de cette enzyme et une modification dans le processus d'épissage alternatif de la cellule B aboutissant au changement d'expression du gène Pax-5. Nos résultats montrent que cette stimulation induit l'expression de l'AID, diminue, voire supprime l'expression de Pax-5/Δ-Ex8 et est capable de diriger ces cellules vers le processus de CI. De plus, nous avons regardé l'expression d'Id-2 et prdm-1 chez les différents malades AID[+] et AID[-] et nous avons constaté que: **a)** l'expression des transcrits Id-2 est corrélée de façon inverse à la présence unique de Pax-5a dans les cellules activées alors qu'elle est augmentée quand Pax-5/Δ-Ex8 est présente. **b)** l'expression du gène pdm-1 est aussi augmentée significativement chez les malades AID[-] chez lesquels nous trouvons aussi la forme épissée Pax-5/Δ-Ex8. Dans leur ensemble, ces résultats montrent que l'expression de l'AID et consécutivement de la CI sera contrôlée par un mécanisme complexe dans lequel interviennent plusieurs facteurs de transcription, parmi lesquels Pax-5 qui semble jouer un rôle important.

Pour expliquer le mécanisme par lequel cette variante épissée pouvait contrôler l'expression de l'AID et indirectement la présence de la CI, nous avons émis l'hypothèse de que la variante épissée Pax-5/Δ-Ex8 pourrait contrôler l'expression d'AID par un mécanisme de compétition entre l'isoforme Pax-5a et Pax-5/Δ-Ex8. Si tel est le cas l'isoforme épissée devrait être capable de se lier au promoteur de l'AID et ainsi interférer avec la liaison de l'isoforme complète du gène Pax-5. Ceci aboutirait à une diminution de l'expression de l'AID et à un contrôle–négatif sur le processus de CI. Pour confirmer cette hypothèse, nous avons évalué d'abord l'expression au niveau protéique des deux isoformes. Les résultats de « Western Blot » montrent effectivement la présence de ces protéines à la taille attendue chez un malade AID[-] et de l'isoforme complète chez une malade AID[+]. En utilisant la technique du gel de retard, nous avons mis en évidence la liaison de ces deux isoformes de BSAP au promoteur de l'AID.

Ceci serait en faveur de notre hypothèse émise précédemment selon laquelle une compétition entre les deux isoformes jouerait un rôle important dans la régulation de l'expression de l'AID et indirectement dans le contrôle de la CI.

IV. Article N° 4.

The LPL/ADAM29 expression ratio is a novel prognosis indicator in chronic lymphocytic leukemia

Oppezzo P, Vasconcelos Y, Settegrana C, Jeannel D, Vuillier F, Yuriko E, Kimura S, Dumas G, Brissard M, Merle-Béral H, Yamamoto M, Dighiero G. and Davi F.

Blood. 2005 Jul 15; 106(2):650-7.

Le taux d'expression des gènes LPL/ADAM-29 est un nouvel indicateur pronostique dans la LLC.

Les études avec des puces d'ADN ont permis de trouver un certain nombre de gènes dont l'expression est étroitement corrélée avec le profil de mutation des gènes codant pour les Igs et donc avec le pronostic. Dans notre laboratoire, nous avons entrepris ces études à l'aide des puces d'ADN, suivies d'une confirmation par PCR quantitative. Ainsi, nous avons constitué deux groupes homogènes de malades avec des pronostics totalement opposés: le premier groupe était composé par des malades très stables exprimant des gènes codant pour les Igs de type mutés et le second par des malades avec une forme agressive de la maladie et sans HS. Nos résultats portant sur l'étude de l'expression de plus de 12.000 gènes, suggèrent que ces deux formes à pronostic très différent ont aussi des profils d'expression génique distincts. Une analyse supervisée de ces 12.000 gènes a montré une expression différentielle de 85 gènes qui étaient surexprimés soit par les formes mutées soit par les formes non mutées. Ces résultats présentés dans l'annexe I de cette thèse ont permis aussi d'identifier de nouveaux candidats pour une classification pronostique, lesquelles pourraient permettre une méthodologie d'évaluation plus abordable a celle des études de la génétique des Igs.

Parmi les gènes testés, nous avons sélectionné ceux qui semblaient être le plus discriminatoires entre une population mutée et non mutée: 1) *LPL* codant pour la lipoprotéine lipase et *SPG20* codant pour la spartine chez les LLCs non muté. 2) *ADAM29* codant pour la métalloprotéinase 29 et *NRIP1* codant pour un récepteur nucléaire de la protéine d'interaction 1 chez les malades de type muté.

Pour accomplir cette tâche, nous avons d'abord évalué par PCR en temps réel ces 4 gènes chez 71 malades. Cette étude a permis d'établir que *LPL* et *ADAM29* étaient les meilleurs marqueurs pour prédire l'état de mutation. En plus de *LPL* et *ADAM29*, nous avons aussi étudié le gène ZAP-70 (zeta associated protein-70), qui est surexprimé chez les malades présentant une forme grave de la maladie.

Nous avons donc décidé d'étudier sur une série de 127 patients, avec un suivi prolongé, la valeur pronostique de ces différents marqueurs ainsi que leur corrélation avec le profil de mutation des gènes codant pour les Igs. La détermination de l'expression protéique de ZAP-70 peut être réalisée par cytométrie de flux. Comme ZAP-70 est exprimé beaucoup plus intensément dans les cellules T normales que dans les cellules B leucémiques, cette technique pose des problèmes importants du point de vue de sa reproductibilité. Quant aux gènes *LPL* et *ADAM29*, ils sont exprimés exclusivement dans les cellules B leucémiques, ce qui constitue un avantage indiscutable. Nous avons tiré profit de cette particularité en mettant au point une PCR multiplex capable de différencier les malades dont les gènes codant pour les Igs sont de type muté des autres avec un profil non muté. Cette technique a été optimisée pour que le diagnostic et l'évaluation du pronostic de la LLC soient reproductibles et peu coûteux pour un laboratoire de routine.

Nos résultats ont montré que l'étude du rapport LPL/ADAM (L/A) par PCR quantitative en temps réel permet d'avoir un indice de Prédiction Positive (PPV) de 91% pour les formes non mutées et un indice prédictif négatif (NPV) de 86% pour les formes mutées. De plus il existe une très bonne corrélation entre la positivité pour ZAP-70 et L/A et la présence de gènes codant pour les Igs sous une forme non mutée (UM). De même, il existe une très bonne corrélation entre la négativité de ZAP-70 et un rapport négatif pour l'expression de LPL et ADAM et la présence de gènes codant pour les Igs sous une forme mutée.

Dans le but de simplifier la détermination de l'expression de LPL et ADAM, nous avons développé une technique simple de PCR en multiplex où les deux sont amplifiés simultanément et génèrent deux produits de PCR distincts de respectivement 410 et 445 paires de bases. Nous avons pu évaluer ce test sur 95 patients et confirmer que dans 89 cas le profil de mutation des gènes codant pour les Igs était totalement corrélé à l'expression soit de LPL pour le groupe de patients dont les gènes sont non mutés, soit de ADAM-29 pour l'autre groupe dont les gènes sont mutés. Par contre, des résultats non concluants ont été observés pour 6 cas. L'analyse par électrophorèse des produits amplifiés permet donc d'établir un pronostic aussi précis que celui fournit par la technique de séquençage des gènes codant pour les Igs mais d'une façon plus simple, rapide et économique.

Somme tout nous pouvons dire que: nos résultats permissent de démontrer l'intérêt pronostique de l'étude conjointe de l'expression des gènes *LPL* et *ADAM-29*. Cette étude permet donc une évaluation pronostique semblable à celle apportée par l'analyse de ZAP-70 et du profil de mutation des gènes codant pour les Igs pour les stades initiaux de la maladie (stades A). Cependant, elle semble supérieure à l'analyse de ces deux marqueurs pour les stades avancés (stades B et C).

DISCUSSION GENERALE.

Les processus d'HS et de CI dans le développement du lymphocyte B.

Pendant le développement du système immunitaire, les lymphocytes acquièrent la capacité à répondre aux agents pathogènes tout en gardant une tolérance aux constituants du soi. L'étude de ce développement est de grande importance pour mieux définir comment les lymphocytes acquièrent cette capacité et essayé de connaître les mécanismes pathogéniques des différentes hémopathies malignes. Néanmoins, une telle étude suppose l'analyse de divers processus moléculaires tels que le réarrangement des gènes et leur régulation, la signalisation par différents récepteurs, l'apoptose et le processus de mutation et commutation isotypique entre autres.

La différentiation de l'HSC vers une population CLP qui donnera naissance à une cellule T, B ou NK implique l'engagement de nombreuses molécules parmi lesquelles nous trouvons des facteurs de transcription tels que PU.1, Ikaros, AIOLOS, E2A et BSAP, des inhibiteurs de différentiation tels que Id-2 et Hes1 et des récepteurs trans-membranaires tel que Notch1 (Robey and Schlissel 2003).

Une caractéristique des cellules T et B est l'assemblage des gènes V(D)J codant pour un récepteur pour l'Ag. Cet événement restrictif dans le développement de ces lymphocytes est un processus unique dépendant de l'activité des recombinases RAG1/RAG2. Bien qu'soit accepté que ces deux enzymes agissent ensemble pour couper l'ADN et commencer la réaction de recombinaison, des questions concernant l'accessibilité à la chromatine pour les recombinases restent encore sans réponse. Des travaux récents ont montré que l'accessibilité à l'ADN est définitivement influencée par la structure chromatinienne et le degré d'acétylation, de méthylation et de phosphorylation des histones (McHeyzer-Williams 2003).

La recombinaison des segments V(D)J pour les gènes codant pour les chaînes V_H (stade pre-B) et des segments VJ pour les gènes codant pour les chaînes V_L (stade de cellule B immature) constitue un des marqueurs les plus importants du développement de la cellule B. Cette première étape est strictement dépendante de la présence de cellules stromales non lymphoïdes, et à lieu dans le foie fœtal et la moelle osseuse.

A la suite du réarrangement de ses gènes, le lymphocyte B va migrer vers les organes lymphoïdes secondaires et notamment vers la pulpe rouge de la rate. A ce stade de la différenciation lymphocytaire, nous pouvons identifier une deuxième étape, qu'inclue la formation de follicules primaires essentiellement constitués de cellules B "naïves" IgM⁺ IgD⁺ en contact avec un réseau dense de cellules folliculaires dendritiques. Ces cellules B seront engagées soit dans une réponse TD soit dans une étape de maturation initiale TI, au cours de laquelle le processus d'HS n'aurai pas lieu. (MacLennan et al. 1990). Pour la plupart des Ags la coopération des cellules T est requise pour l'activation de la différenciation terminale des cellules B naïves. La réponse TD s'effectue principalement au sein du CG et ces cellules subirant une maturation de l'affinité a travers de l'HS.

En plus, de la recombinaison V(D)J, les cellules B subissent donc, deux autres modifications au sein des gènes codant pour les Igs, il s'agit de l'HS et la CI. Ces dernières processus, ont lieu dans le CG et demeurent spécifiques aux cellules B (McHeyzer-Williams et al. 2001). Différents facteurs de transcription comme BSAP, NFkB, STAT-6 ou E47 sont impliqués dans l'HS et la CI, de même que certaines protéines comme l'AID ou la RPA qui jouent un rôle important dans l'initiation de ces deux processus. D'autre part nous pouvons mentionner la protéine BLIMP-1 qui est capable de stopper la différenciation dans le CG (compromettant les processus d'HS et CI), pour donner naissance à une cellule B mature ayant terminé son développement et qui est, maintenant, capable de reconnaître spécifiquement un déterminant antigénique.

La CI et l'HS sont des évènements clés dans la vie du lymphocyte B et part conséquence dans la réponse humorale du système immun. Des questions demeurent cependant sans réponse au regard des mécanismes moléculaires à l'origine de ces évènements. Cependant des travaux récents ont permis de mieux comprendre: 1) La manière avec laquelle les coupures sont effectuées au niveau de l'ADN simple et double brin. 2) Le rôle joué par différentes polymérases sujettes à erreurs, polymérases qui semblent être impliquées dans l'introduction des mutations après coupure de l'ADN. 3) Le rôle de l'AID, une citidine déaminase spécifique du lymphocyte B, qui demeure comme la seule molécule indispensable pour accomplir aussi bien l'HS que la CI. Dans leur ensemble, ces résultats ont permis la mise a point des modèles assez convaincants tant pour l'HS que pour la CI.

Le modèle proposé pour le processus d'HS postule dans un premier temps, l'introduction de coupures dans les régions V(D)J de l'ADN , coupures qui vont être suivies, dans un deuxième temps, par une étape de réparation des erreurs d'appariement par le système MMR. Cette correction semble être faite par recombinaison homologue en utilisant la chromatide sœur comme origine avec l'aide des polymérases sujettes à erreur. Cette approche a été présentée dans la figure 14. Dans leur ensemble, les données de la littérature a propos de l'HS nous amènent aux conclusions suivantes: **a)** Des niveaux élevés de transcription dans le CG sont importants pour la génération de DSBs. **b)** Les DSBs seront des intermédiaires de la réaction de mutation et pourront être réparées par le système de MMR. **c)** La découverte récente de la famille des polymérases d'ADN sujettes à erreur a fait de ces enzymes les principaux candidats pour accomplir la suite du processus mutationnel (Bross et al. 2000). Finalement, la découverte récente de l'AID a permis une meilleure compréhension de ce processus. Cette déaminase est probablement la première molécule impliquée dans l'HS agissant soit de façon directe par la déamination de l'ADN soit indirectement, en produisant une nucléase inconnue. Dans la figure 22 nous exposons une mise a jour du modèle de l'HS depuis la découverte de l'AID contemplant les hypothèses de la deamination de l'ADN et de l'édition d'une molécule de ARNm, respectivement.

Malgré les progrès dans les dernières années, de nombreuses questions restent sans réponse en ce qui concerne la formation des DSBs dans les gènes réarranges V(D)J et le rôle précis joué par l'AID. D'après les travaux de Bross *et col* et Papavasiliou *et col* il semblerait que la formation de DSBs s'effectue pendant la phase G2 du cycle cellulaire et qu'elle est dépendante de la transcription et des motifs « hot spots » (Bross et al. 2000; Papavasiliou and Schatz 2000). De plus, les résultats du groupe de Papavasiliou suggèrent que l'AID devrait agir immédiatement après les coupures au niveau de l'ADN puisque les DSBs sont trouvées dans les régions V chez les souris AID négatives (Papavasiliou and Schatz 2002a). Cependant, des études récentes indiquent que, dans l'HS, la présence de DSBs est indépendante de l'expression de l'AID, au contraire du processus de CI (Bross et al. 2002). Cependant, dans la lignée BL2 (Lymphome de Burkitt) a été montré que l'HS a lieu pendant la phase G1 du cycle cellulaire, (Faili et al. 2002b) résultat qui demeure en désaccord avec les travaux mentionnés auparavant. A ce jour, nous pouvons seulement dire que la relation entre les coupures DSBs dans les gènes codant pour les parties variables (V) des Igs, et le mécanisme d'action de l'AID dans le processus d'HS demeure encore inconnue (Kenter 2003).

Quant à la CI, le mécanisme moléculaire responsable de ce processus semble être plus clair. La CI aboutit à un réarrangement VDJ à l'intérieur du chromosome réarrangé qui lui-même sera transcrit pour donner naissance d'une part, à une nouvelle Ig et d'autre part, à un cercle extra-chromosomique. Ce modèle, représenté dans la figure 17-b, tient compte aussi de l'ouverture de la chromatine au niveau de régions S cibles suite à une activation par des cytokines spécifiques. Cette partie de la chromatine formera donc une boucle donnant accès au « switchsome » (AID et/ou autres molécules). L'identification des cercles extra-chromosomique a permis de postuler que l'initiation de la CI implique la présence de DSBs, cependant le mode de réparation de ces coupures fait l'objet de discussion. Deux chemins différents sont évoqués dans la figure 17-b dans laquelle nous montrons que le mécanisme, BER serait le préféré. Bien que les DSBs soient impliquées dans l'initiation de la CI le mode d'action de l'AID, direct ou indirect, sur ces coupures reste inconnu.

La perte de la formation du « foci » par l'absence des molécules γ-H2ax et Nbs1 (nécessaires pour la coupure DSB), chez la souris AID négative, suggère que l'action de l'AID a lieu avant l'introduction de coupures dans l'ADN (Petersen et al. 2001). La recombinaison des régions S est fréquemment encadrée par des délétions, des duplications et des mutations (Dunnick et al. 1989). Des études récentes ont montré une incidence élevée de mutations dans la région flanquant Sμ chez la souris (Nagaoka et al. 2002) (Oppezzo et al. 2003). Ces mutations sont réduites dans les cellules B AID négatives tant chez la souris que chez les patients atteints de LLC et de plus, une corrélation positive a été trouvée entre ces mutations, l'expression d'AID et la CI. Ces résultats suggèrent donc que l'AID est responsable de ces lésions dans l'ADN et par conséquence des DSBs lors de l'initiation de la CI (Kenter 2003). Dans la figure 22 nous montrons une actualisation du processus de CI incluant des différentes molécules qui semblent être impliquées dans cette évènements autant pour les hypothèses de la deamination de l'ADN comme celle de l'édition d'une molécule de ARNm.

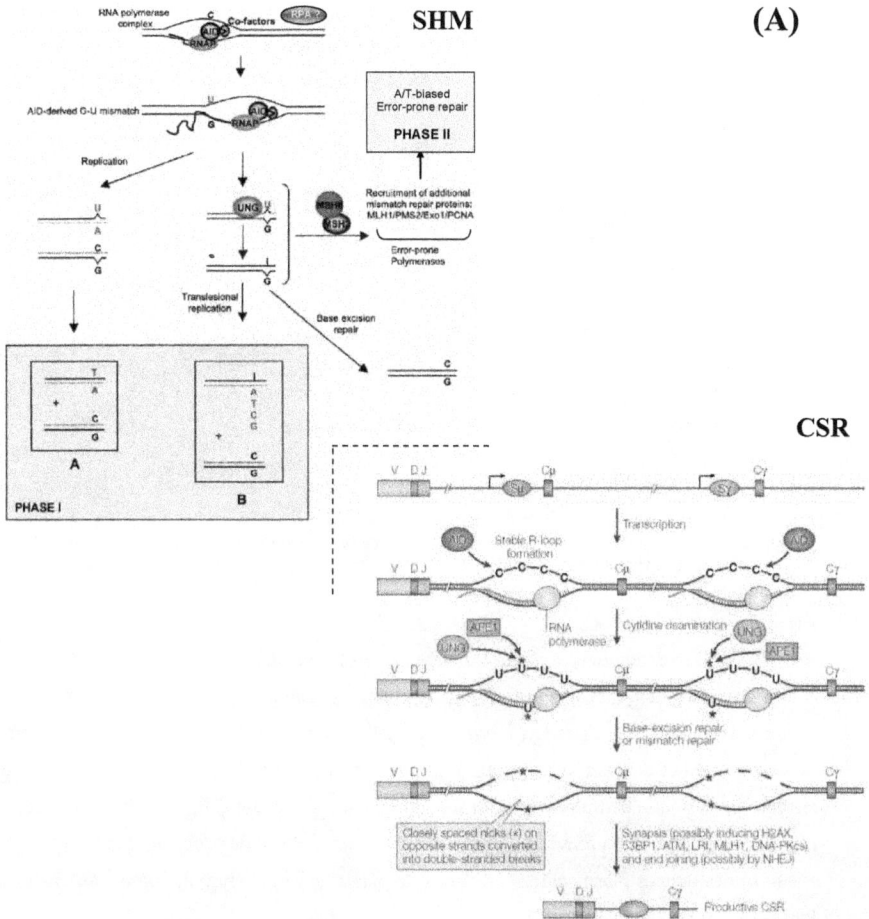

SHM **(A)**

CSR

Figure 22:   Actualisation des modèles de l'HS et de la CI depuis la découverte de l'AID.
(A) Hypothèse de la déamination de l'ADN *(d'aprés Li et col, 2004, Genes &Development)*

107

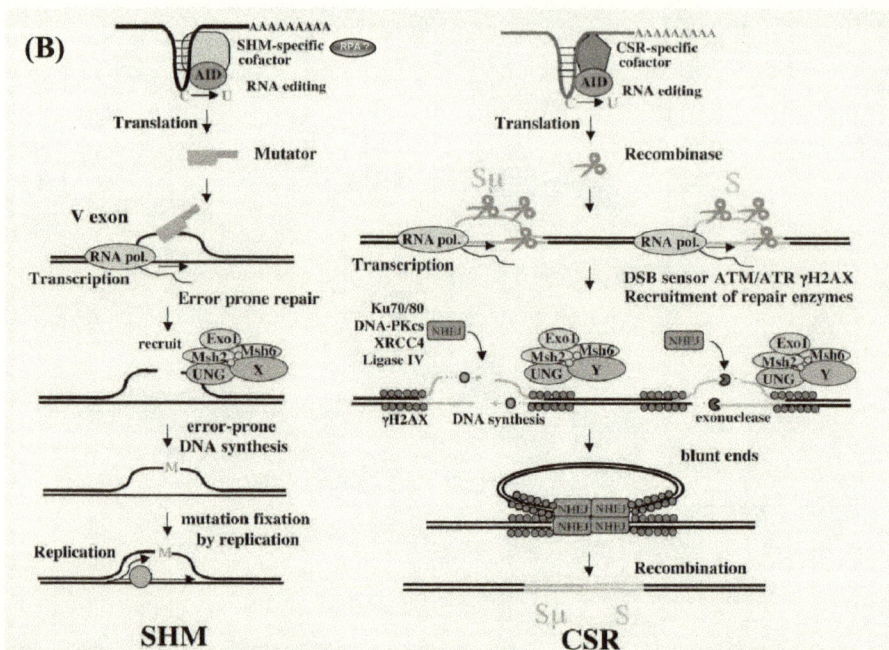

Figure 22: Actualisation des modèles de l'HS et de la CI depuis la découverte de l'AID (suite)
(B) Hypothèse de l'édition de l'ARN *(d'aprés Honjo et Fargarasan, 2004, Cell)*

Au niveau fondamental, la découverte de l'AID a ouvert de nouveaux horizons dans la compréhension des mécanismes impliqués dans la génération de la diversité des Acs (Muramatsu et al. 1999). Des travaux récents ont montré que l'AID joue un rôle clé dans les processus d'HS et de CI du lymphocyte B puisque: **a)** des lignées murines dépourvues de cette enzyme et des cellules humaines atteintes du « Syndrome d'Hyper-IgM » exprimant une AID non fonctionnelle, se sont avérées incapables d'induire l'HS et de procéder à la CI (Revy et al. 2000). **b)** des lignées plasmocytaires obtenues à partir de souris annulées pour l'AID sont aussi incapables d'effectuer soit l'HS soit la CI, mais deviennent compétentes pour ces deux processus lorsque le gène de l'AID leur est transfecté (Yoshikawa et al. 2002).

Cette déaminase, s'exprime principalement dans les organes lymphoïdes secondaires et des études moléculaires montrent une grande homologie avec la protéine APOBEC, qui est la première "RNA editing enzyme" décrite chez les mammifères. Il est vraisemblable que l'AID puisse agir au début des deux processus (HS et CI) à travers la déamination d'un C vers un U.

Quel que soit le substrat avec lequel l'AID interagit (un ARN messager qui serait édité pour donner lieu à une endonucléase encore inconnue ou directement sur l'ADN des régions V et pre-switch) le mécanisme d'action semble être la déamination suivie de la coupure de l'ADN. Parmi les deux hypothèses qui sont proposées à ce jour, la première (« RNA editing ») est défendue par le groupe d'Honjo et la deuxième (« DNA deamination ») est postulée par le groupe de Neuberger. Les derniers résultats montrent que : **1)** les clivages nécessaires aussi bien pour l'HS, que pour la CI ont besoin de la synthèse des protéines *de novo* (Doi et al. 2003). **2)** Cette synthèse *de novo* semble être nécessaire avant tout clivage de l'ADN (Begum et al. 2004b). **3)** L'UNG semble être importante mais pas indispensable dans le processus de CI (Begum et al. 2004a). L'ensemble de ces résultats serait plutôt en faveur de l'hypothèse de l'édition d'une molécule d'ARN inconnue, bien qu'aucune des deux hypothèses ne soit définitivement confirmée.

Même si l'HS et la CI sont présentées comme deux processus groupés du fait de leur dépendance à l'égard de l'AID, il s'agit clairement de deux processus différents. La présence de domaines distincts dans la structure de l'AID suggèrent l'engagement de cofacteurs différents tant pour la CI que pour l'HS. En faveur de cette hypothèse les résultats du groupe de Honjo montrent que des mutations dans la région N-terminale et C-terminale rendent cette protéine incapable d'accomplir respectivement ces processus (Shinkura et al. 2004). Ces résultats étayent tant les données de Barreto *et col* (Barreto et al. 2003) que les nôtres portant sur l'expression de l'AID dans des lymphocytes de patients atteints de LLC (Oppezzo et al. 2003). Le fait de trouver des cellules B, chez des patients atteints de LLC, capables d'effectuer une CI en l'absence d'HS, même en exprimant une AID, qui semble fonctionnelle, rejoint l'idée de l'existence de partenaires différentes et spécifiques à chacun de ces deux événements. L'hypothèse émise donc à ce jour, est que les domaines N et C-terminaux pourraient interagir avec des cofacteurs spécifiques pour chacun d'eux et seraient responsables de contrôler de façon différentielle l'action de l'AID dans les deux processus (Shinkura et al. 2004). Différentes formes d'épissage alternatif dans la partie C-terminale ont été décrites pour le gène de l'*AID* chez l'homme (McCarthy et al. 2003; Noguchi et al. 2001 ; Oppezzo et al. 2003). Bien que ces formes épissées puissent être reliées à des mutations au niveau de la partie C-terminale, décrites par Ito *et col*, aucun travail n'a pu montrer leur traduction au niveau protéique. Leur implication au niveau physiologique reste encore à élucider.

Les processus d'HS et de CI dans la LLC .

Le travail de cette thèse a été consacré à l'étude des phénomènes d'HS et de CI dans la LLC.

Les travaux initiaux accomplis sur le lymphocyte B de patients atteints de LLC plaidaient en faveur de l'idée que cette hémopathie correspondait à la transformation maligne d'un lymphocyte B naïf de la zone du manteau. Le phénotype quasi constant exprimé par les cellules de patients atteints de LLC (IgM⁺, IgD⁺, CD5⁺, CD23⁺) était en faveur de cette hypothèse. Il en était de même pour les premiers travaux portant sur la séquence des gènes codant pour les Igs, travaux qui rapportaient l'expression de gènes V(D)J en l'absence d'HS dans des lymphocytes B de patients atteints de LLC (Kipps et al. 1990).

Toutefois, des travaux de notre laboratoire (Schroeder and Dighiero 1994) ont montré, que pour au moins la moitié des LLC, les gènes codant pour les Igs présentaient de l'HS. A ce propos, des données de Damle *et col* et de Hamblin et col, confirmées ensuite par Maloum *et col*, rapportent que le taux de mutation au niveau des gènes codant pour les Igs constitue un élément pronostique majeur (Damle et al. 1999; Hamblin et al. 1999; Maloum et al. 2000). Ces trois études indépendantes montrent que le profil de mutation permet de séparer les malades atteints de LLC en deux groupes de pronostic très différent; une configuration germinale irait de pair avec la présence d'une LLC de mauvais pronostic, au contraire un profil muté serait associé à une LLC de bon pronostic. Dans l'ensemble, ces résultats suggèrent que la LLC est une maladie hétérogène. Toutefois, les groupes de Dalla Favera et de Staudt, ont publié leurs premiers résultats portant sur le profil d'expression génique dans cette maladie. Ils seraient en faveur d'une signature unique de la maladie pour laquelle la cellule B serait plus proche d'une cellule mémoire que d'une cellule naïve (Klein et al. 2001; Rosenwald et al. 2001).

C'est dans ce contexte que s'inscrit notre travail de thèse dans lequel nous avons essayé de répondre aux questions suivantes:

1) Comment se déroulent les processus d'HS et CI dans la LLC?

2) Quel est le rôle joué par l'AID dans ces deux processus?

3) Comment se fait la régulation de l'expression de l'AID?

4) Quels sont les gènes exprimés par les cellules B de patients atteints de LLC de type muté et non muté respectivement et en quoi contribuent-ils à l'établissement du pronostic de cette maladie?

5) L'ensemble de nos résultats contribue-t-il à mieux définir la contrepartie normale de la cellule tumorale et à mieux comprendre la pathogenèse de la maladie ?

1) Notre premier travail (Oppezzo et al. 2002) a été consacré à l'étude de la corrélation entre le phénotype exprimé par la cellule B de patient atteint de LLC et la présence d'HS et de CI. Nos résultats ont montré que les cellules B de patients atteints de LLC présentant de l'HS ou pas, gardent toujours l'expression IgM/IgD de surface. Des caractéristiques qui le sont propres à une cellule B naïve, mais qui ne sont pas conciliables avec le processus d'HS dans un chemin typique d'interaction T/B dans le CG. De plus, notre travail apporte des données importantes dans la mesure où il démontre, dans la LLC, une dissociation des deux processus, l'HS et la CI, qui normalement se passent presque simultanément au niveau des CGs. Ces résultats soulèvent deux points importants, soient: **a)** l'existence possible d'une voie alternative à la voie classique du CG ; ceci est en accord avec les résultats de Agematsu *et col* et du groupe de Jean-Claude Weill (Agematsu et al. 1998; Weller et al. 2001). **b)** la dissociation de deux processus qui sont gouvernés par l'AID; le qui nous emmène à penser que la LLC constitue un modèle de choix pour l'étude de l'expression de cette déaminase.

De plus, en analysant la CI dans les cellules de LLC nous avons trouvé quelques malades avec des cellules B capables de faire une co-expression de sIg soit IgM plus IgD et IgG soit IgM plus IgD et IgA. La co-expression IgM/IgD est l'exemple le plus classique d'une production simultanée de 2 isotypes dans la même cellule, ce qui peut être expliqué par la production d'un transcrit long comme cela a été montré préalablement par (Maki et al. 1981; Moore et al. 1981). Par contre une co-expression IgM/IgG ou IgM/IgA est plus rare et plus difficile à expliquer, même si certains travaux s'étaient employé à cette tâche (Shimizu et al. 1989; Sideras et al. 1989).

Pour mieux comprendre le mécanisme moléculaire impliqué dans cette co-expression dans le lymphocyte B de patients atteints de LLC, nous avons purifié par tri cellulaire la population exprimant IgM et IgD, celle exprimant exclusivement IgG et celle co-exprimant IgM et IgG dans le but de tester les différentes hypothèses proposées, et d'essayer d'expliquer le mécanisme moléculaire de la CI dans ces cellules. Mizuta *et col.* ont démontré, qu'une duplication au niveau du chromatide sœur de la région V(D)J déjà réarrangé pouvait être à l'origine d'une co-expression d'Igs de membrane exprimant le même domaine variable et des isotypes différents (Mizuta et al. 1991). Ce mécanisme a été étudié par ce groupe par

« Southern Blot », ce qui dans notre cas n'était pas possible car la quantité d'ADN dont nous disposions n'était pas suffisante pour évaluer l'existence d'une duplication de la région V au niveau génomique. Comme nous avons pu déterminer au préalable la séquence du domaine VDJ et que nous connaissions les différents isotypes exprimés par les cellules tumorales du malade, nous avons mis au point une PCR capable d'amplifier au niveau génomique toute la région comprenant soit la séquence V_H jusqu'au segment C_H-μ, soit la séquence V_H jusqu'au segment C_H-γ. Nos résultats ont montré que, dans le cas d'un malade, la co-production IgM/IgG est, en faite due à l'existence d'une duplication génique de toute la région V(D)J réarrangée en 5' de la région Cγ-3. Pour le deuxième malade, nous n'avons pas trouvé de duplication en utilisant la même technique, suggérant qu'un processus de trans-épissage, comme cela a été décrit par Shimizu *et col* (Shimizu et al. 1989) pouvait avoir lieu. Les résultats obtenus permettent d'expliquer, au moins pour un malade atteint de LLC, le mécanisme à l'origine de cette co-expression isotypique, même si l'importance biologique des ces type d'évènement reste à déterminer.

2) Nos résultats et ceux publiés simultanément par McCarthy *et col* ont montré, pour la première fois, que chez un nombre très élevé de patients atteints de LLC, l'AID est exprimée de façon constitutive (McCarthy et al. 2003; Oppezzo et al. 2003). Pour que l'AID soit exprimée dans une cellule B, celle-ci doit recevoir un signal par la voie CD40/CD40L. Pour mieux définir ce processus, nous avons stimulé, par la voie CD40L, des lymphocytes B de patients atteints de LLC exprimant ou non de façon constitutive l'AID, ainsi que des lymphocytes B normaux. Etonnamment, bien que nous ayons démontré que l'expression de l'AID était associée à l'induction de mutations dans la région « pre-switch μ » et ensuite à la CI, nous n'avons pas pu mettre en évidence la présence d'HS dans les mêmes cellules B de patient atteint de LLC. La détection d'une transcription de l'AID, qui semble être fonctionnelle puisqu'elle induit la CI et des mutations dans la région de pré-switch μ sur le clone tumoral du sang périphérique, témoigne d'une activation préalable par la voie CD40L *in vivo* dans la LLC et suggère que, malgré l'absence d'HS, ces cellules ne sont pas des cellules B naïves. En plus, ces résultats favorisent l'idée que le processus d'HS requiert la présence de facteurs autres associés à l'AID. (Oppezzo et al. 2003).

L'hypothèse d'une formation de complexes entre l'AID et d'autres molécules pour accomplir soit la CI soit l'HS a été avancée d'une part, par le groupe de Honjo sur la base de résultats montrant la nécessité d'une synthèse *de novo* pour avoir la CI (Doi et al. 2003) et d'autre part, par Faili *et col* sur la base d'études réalisées sur des lignées tumorales du lymphome de Burkitt (Faili et al. 2002b). Dans notre cas, comme l'AID n'est pas capable d'induire l'HS, nous avons émis l'hypothèse que ceci pouvait être la conséquence de un défaut dans le processus d'HS, plus particulièrement de la part du partenaire de l'AID. Un travail récent vient de montré, l'existence d'un possible partenaire de l'AID dans le processus d'HS. Dans ces expériences Chaudhuri *et col*, propose que la protéine RPA est capable de se lier d'une part avec l'AID avec une de ses trois sous-unités (32 kDa) et d'autre part à l'ADN simple brin. Le complexe AID-RPA se fixerait sur des petites boucles dans les séquences « hotspots » de la région V(D)J donnant ainsi la possibilité à l'AID d'accomplir la déamination à l'origine du processus d'HS (Chaudhuri et al. 2004).

3)   Notre troisième travail a été consacré à l'étude de la régulation de l'expression de l'AID dans le lymphocyte B de sujets sains et de patients atteints de LLC. Nos résultats mettent en évidence, pour la première fois, chez l'homme, le rôle important joué par la protéine BSAP dans la régulation de l'expression de l'AID. Nous avons démontré qu'une régulation au niveau post-trancriptionnel du gène Pax-5 joue un rôle considérable dans l'expression de l'AID. Cette régulation se fait à travers l'expression de différentes isoformes de la protéine BSAP, par un mécanisme d'épissage alternatif. Nos résultats exposent que l'expression de l'AID n'est observée que si la forme complète de la protéine BSAP (Pax-5a) est présente. Par contre l'expression du variant d'épissage dépourvu de l'exon 8 (Pax-5/Δ-Ex8) seul ou avec une quantité faible de Pax-5a est toujours associée à l'absence d'expression de l'AID. De plus, nous avons trouvé que l'induction d'expression de l'AID à travers la stimulation par la voie CD40L induit l'expression exclusive de la protéine BSAP complète en induisant une réduction très importante, voire la disparition, de l'expression de la forme épissée.

Pour mieux comprendre le mécanisme d'action de cette régulation nous avons étudié les capacités de liaison de la protéine (Pax-5/Δ-Ex8) au promoteur de l'AID. Les résultats obtenus avec les « gels de retard » utilisant la séquence promotrice de l'AID et des extraits nucléaires de cellules B de patients atteints de LLC montrent que ces deux isoformes de BSAP sont capables de se lier au promoteur de l'AID. Ceci suggère l'existence d'un mécanisme de compétition entre les deux isoformes de telle façon que la présence de Pax-5/Δ-Ex8 inhibe l'union de BSAP au promoteur de l'AID. Dans leur ensemble, ces résultats suggèrent que ce mécanisme de régulation pourrait jouer un rôle considérable dans la régulation de l'expression de l'AID et indirectement dans le contrôle de la CI. D'autres facteurs transcriptionnels, tels E47, NFkB et STAT-6 ont été décrits comme régulateurs de l'expression de l'AID (Dedeoglu et al. 2004; Sayegh et al. 2003), de même que d'autres molécules, comme BLIMP ou Id-2, qui à leur tour sont impliquées dans la régulation de ces facteurs de transcription (Gonda et al. 2003; Knodel et al. 2001 ; Shaffer et al. 2002).

Nos résultats ont montré que BLIMP et Id-2 sont significativement sous-exprimées dans les cellules B de patients atteints de LLC et exprimant fortement Pax-5/Δ-Ex8. Dans ce cas, les lymphocytes B sont incapables d'exprimer l'AID et par conséquent elles ne peuvent accomplir la CI. L'ensemble de ces résultats suggère l'existence d'un mécanisme très délicat et complexe impliquant plusieurs molécules (facteurs de transcriptions, inhibiteurs de différentiation etc) qui règlent l'expression de cette déaminase et par conséquent le processus de CI.

4) Notre quatrième travail a été consacré à l'étude de la valeur pronostique de l'expression des gènes LPL et ADAM29 dans l'objectif de les utiliser comme marqueurs en remplacement du profil de mutation des gènes codant pour les Igs Des progrès importants ont été accomplis en terme d'évaluation pronostique de la maladie dès l'instant où le profil de mutation des gènes codant pour la partie V_H des Igs est devenu un marqueur pronostique (Dighiero 2004). Cependant, la détermination de ce profil nécessite d'établir la séquence complète de ces gènes, ce qui demeure pour l'instant une procédure complexe pour la grande majorité des laboratoires de routine. Ainsi, l'identification d'un marqueur dont l'évaluation serait facile et dont la valeur pronostique serait identique à celle apportée par la génétique des Igs constitue de nos jours une priorité dans la recherche de cette maladie. En utilisant des puces d'ADN, nous avons montré, dans la LLC (Vasconcelos *et col*, Leukemia *en révision*), que trois gènes pouvaient être candidats comme marqueurs pronostiques en remplacement de la génétique des Igs : L'expression des gènes LPL et ZAP-70 qui est augmentée dans le cas des LLC non mutées et le gène ADAM29 qui est sur-exprimé dans les formes mutées.

Dans le but de déterminer la valeur pronostique de l'expression de ces gènes, et de mettre a point une méthode pronostique capable de remplace la technique de séquençage des Igs nous avons étudié, chez 127 malades l'expression des genes *LPL*, *ADAM29* par PCR quantitative en temps réel et par une PCR multiplex que nous avons mis au point dans le laboratoire. Aussi, nous avons étudié chez ces malades l'expression de ZAP-70 par cytométrie de flux et nous avons établi la séquence complète des gènes V_H.

Nos résultats ont montré qu'il existe une très bonne corrélation entre la positivité pour ZAP-70 et un rapport positif pour l'expression de LPL et ADAM29 et la présence de gènes codant pour les Igs sous une forme non mutée. De même, il existe une très bonne corrélation entre la négativité de ZAP-70 et un rapport négatif dans l'expression de LPL et ADAM29 et la présence de gènes codant pour les Igs sous une forme mutée. De plus, nos résultats ont permis de démontrer l'intérêt pronostique de l'étude conjointe de l'expression de LPL et ADAM29. Elle permet une évaluation pronostique semblable à celle apportée par l'analyse de ZAP-70 et du profil de mutation des gènes codant pour les Igs pour les stades initiaux de la maladie (stades A). De plus, elle semble supérieure à l'analyse de ces deux marqueurs pour les stades avancés (stades B et C) Finalement, l'amplification par RT-PCR dans le même tube de ces deux genes *(LPL/ADAM29)* permet d'avoir une technique de pronostique simple, rapide et économique aussi précise que celle fournit par la technique de séquençage des Igs. Cependant, des études complémentaires seront nécessaires pour la validation et utilisation future de cette méthode dans les laboratoires de routine (Oppezzo *et col* en révision).

5) La recherche des origines de la transformation maligne de la cellule B ainsi que l'identification de la contrepartie normale du lymphocyte B de cette maladie a été toujours un sujet difficile à démêler. Restent sans réponse à ce jour les questions suivantes : **a)** Quelle est la contrepartie normale du lymphocyte B qui prolifère dans la LLC, et qui tout en exprimant des gènes V(D)J mutés (environ 50% des cas) réalise un processus de CI actif, exprime CD27 et IgM et IgD à la membrane? **b)** Existe-t-il des sous-populations au sein du clone tumoral dans la LLC ?

Nous pensons que certains de nos résultats apportent quelques réponses à ces questions et contribuent à une meilleure compréhension des processus d'HS et de CI. Quant à la première question, Klein *et col* ont montré l'existence d'une population de lymphocytes B dans la circulation périphérique chez les humains, capable d'exprimer sIgD, le marqueur de surface CD27, et d'avoir eu de l'HS (Klein et al. 1998). L'origine de cette population a été toujours obscure mais un travail récent de Weller *et col* a proposé que ces cellules seraient originaires des cellules B de la zone marginale splénique (MZ). Cette population exprime un phénotype sIgM⁺, sIgD⁺, CD27^{hi}, CD21^{hi} et CD1c^{hi}. Elle correspondrait à des cellules B qui sont capables de suivre le processus d'HS même dans le cas d'une stimulation antigénique de type TI.

Dans les cas des patients atteints de LLC de type mutés, les résultats du phénotype sont en faveur de cette hypothèse puisque les cellules B expriment un phénotype comparable si nous regardons l'expression de sIgM⁺, sIgD⁺et CD27^{hi} et des celles de genes de Igs. Toutefois, les cellules B de la zone marginale n'expriment pas la molécule CD5, qui est une caractéristique des cellules B dans la LLC et des cellules B du type B-1. Néanmoins, différents travaux ont décrit que les populations B de la MZ et B1 partagent des caractéristiques très semblables entre elles, ce qui suggère une origine proche entre ces populations et peut être aussi entre la population de cellules de LLC (Bendelac et al. 2001 ; Martin and Kearney 2002).

De plus, nos résultats indiquent que les cellules B, dans les formes non mutées de LLC, expriment fréquemment l'AID, ce qui contredît l'hypothèse de que les cellules de LLC qui ont pas de l'HS pourrant être des cellules B naïves. L'expression constitutive de l'AID, n'est pas non plus en faveur de l'hypothèse de Klein *et col* assumant qu'il s'agirait de cellules B mémoires. Donc est que s'agit-il d'une population B de la zone marginale, mais qui exprimerait de façon ectopique CD5 ?

La présence d'une population B exprimant à la surface sIgM et sIgD mais qui a subi un processus d'HS suggère aussi l'existence de deux programmes différents de différenciation chez les humains : le premier serait lié à la réponse dirigé par l'Ag à travers une interaction T-B dans un environnement connu comme le CG et permettrait une production d'Igs de haute affinité avec une réponse adaptative à l'égard de l'Ag ; et la deuxième donnerait lieu à un processus d'HS dans le cadre d'une réponse TI et permettrait de créer une population de cellules B pré-diversifiées capables de répondre dans des délais brefs à une infection bactérienne ou virale (Weller et al. 2004). Cette voie alternative serait capable d'induire l'HS dans un cadre extérieur au CG, ce qui pourrait être le cas aussi pour la CI. Le déroulement de ces deux événements (HS et CI) de façon indépendante et dehors de un lieu spécifique comme c'est le CG pourrait expliquer la présence d'une population B avec de la CI mais sans HS comme nous avons fréquemment trouvé dans le cas de malades atteints de LLC.

En ce qui concerne la deuxième question, nos résultats montrent l'expression de BSAP dans sa forme complète associée à une expression constitutive d'AID qui est liée à l'expression d'un processus actif de CI. Ce qui suggère plutôt la présence d'une sous-population différemment activée au reste des cellules B du malade. Une stimulation de ce type pourrait expliquer la présence de la CI après l'expression différentielle de BSAP et de l'AID dans une partie de la population de cellules B dans les cas de quelques patients atteints de LLC.

Le groupe de Chiorazzi a étudié le pourcentage de cellules B qui exprimerait l'AID en employant une technique de dilution limite (Albesiano et al. 2003). Leurs résultats indiquent que l'AID ne serait exprimée, chez les malades trouvés positifs pour cette enzyme, que dans une population très faible du clone tumoral. Ceci indiquerait que les cellules B de LLC exprimant l'AID correspondraient à des cellules proliférantes qui auraient pu recevoir un signal par la voie CD40/CD40L dans des régions autres que les CG classiques.

A ce propos, le groupe de Caligaris a proposé l'existence de « pseudo-CG ectopiques » localisés au niveau de la moelle osseuse où le clone tumoral pourrait recevoir des signaux d'activation issus de cellules T CD4. Ces clones constitueraient la fraction proliférant dans la maladie, fraction qui serait une population minoritaire à l'origine de l'expansion du clone tumoral. Comme l'ont montré Ghia *et col*, des cellules stromales participeraient à cette stimulation, et du fait d'un environnement particulier pourraient maintenir la viabilité cellulaire par inhibition de l'apoptose (Ghia and Caligaris-Cappio 2000). En plus, d'autres travaux suggèrent que les cellules B de patients atteints de LLC sont maintenues *in vivo* du fait de l'existence de signaux intermittents et répétitifs consécutifs à l'interaction du BCR avec des auto-antigènes (Borche et al. 1990; Broker et al. 1988).

Deux modèles ont été proposés récemment par Chiorazzi et Ferrarini en essayant d'expliquer les origines des cellules B dans la LLC (Chiorazzi and Ferrarini 2003). Dans le premier modèle **(a)** il est suggéré que les cellules B mutées de LLC sont le résultat d'une réponse classique TD dans le CG, alors que les cellules non mutées sont dérivées des cellules MZ engagées par une réponse TI.

Dans le deuxième modèle **(b)** il est proposé que les deux populations (mutées et non mutées) dérivent des cellules MZ, IgM⁺ et IgD^faible. Dans ce modèle la présence de l'HS aurait lieu d'une façon atypique, cet à dire par un chemin alternatif autre que CG et au travers d'une réponse TI. Nos résultats montrant la présence des cellules qui ont subi l'HS en gardent l'expression d'une IgD de surface comme aussi des cellules dans lesquelles le deux processus (CI et HS) sont dissociés suggèrent la présence d'un chemin alternative a celui du CG et rejoint ce dernier modèle

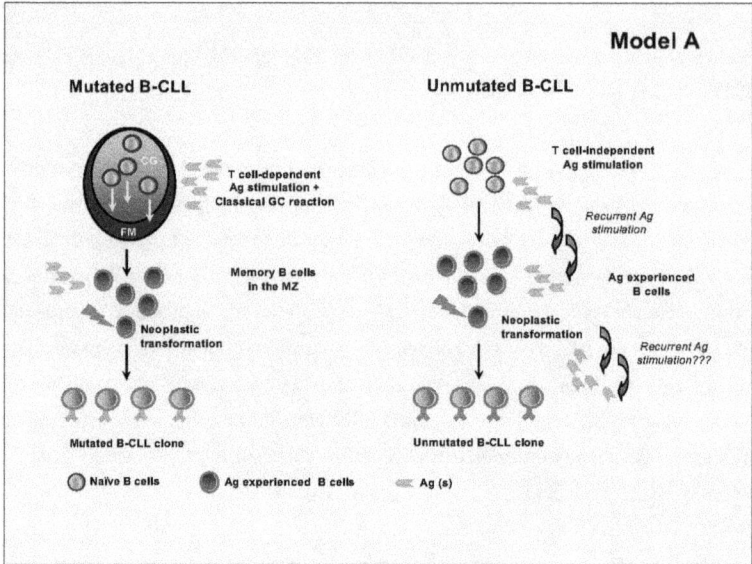

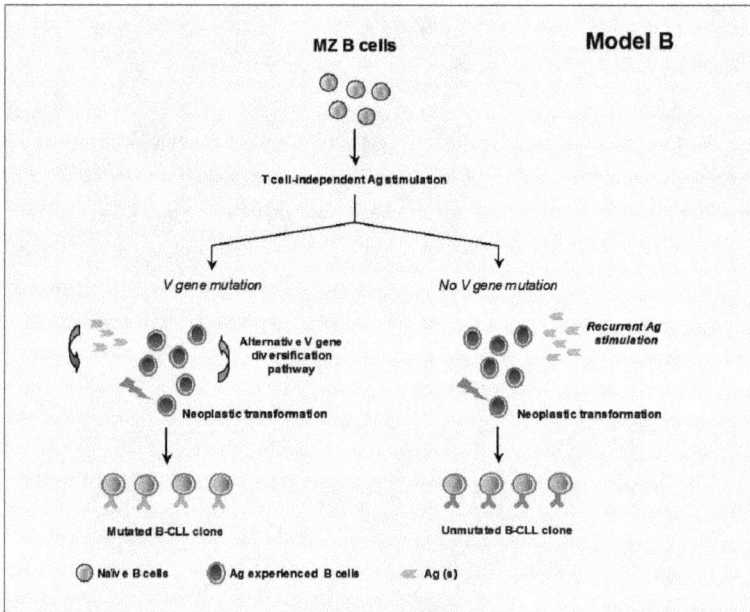

Figure 23 :   Modèles des origines possibles de la cellule B de la LLC.

Au total, deux axes principaux ont été suivis au cours de ce travail de thèse :

Le premier est lié au développement du lymphocyte B, il a été consacré à l'étude de l'HS et de la CI en prenant comme modèle d'étude le lymphocyte B qui prolifère dans la LLC. Nos résultats montrent que la présence de la protéine AID dans des cellules B de patients atteints de LLC est une exigence pour accomplir la CI mais dont la seule expression ne suffit pas pour induire le processus d'HS, au moins dans le lymphocyte B de cette maladie. L'étude de ces deux processus, dans la LLC, nous a tout naturellement conduits à l'étude de l'expression de l'AID mais également de la régulation de cette expression. Ceci nous a permis de mettre en valeur le rôle régulateur très important joué par les différentes isoformes de la protéine BSAP, que ce soit dans le lymphocyte B normal ou dans les cellules B de patients atteints de LLC. Cette étude nous a permis aussi d'étudier le rôle respectif d'autres protéines régulatrices comme Id-2 et BLIMP-1, qui semblent aussi jouer un rôle dans la régulation de l'expression de l'AID et dans la régulation de la CI.

Le deuxième axe a eu pour objectif de mieux cerner les origines du clone B tumoral présent dans le sang périphérique de patients atteints de LLC au moment de la transformation maligne et de mieux comprendre son histoire naturelle à travers l'étude des modifications génétiques subies après la recombinaison (HS et CI). Les résultats montrent que les lymphocytes B de patients atteints de LLC sont capables d'exprimer IgM et IgD à leur surface même après avoir accompli le processus d'HS. De plus, ces cellules B, n'ayant pas subi de mutations somatiques au niveau de leurs gènes codant pour les Igs, expriment fréquemment d'une façon constitutive l'AID et présentent un processus actif de CI. Ces derniers événements écartent la possibilité que ces cellules B soient des cellules naïves ou mémoire. Malheureusement, la question : Quelle est la contrepartie normale de la cellule B dans la LLC? reste toujours ouverte.

. PERSPECTIVES.

Ce travail soulève de nombreuses questions : 1) Quelle est la contrepartie normale du lymphocyte B qui prolifère dans la LLC et existe-t-il des sous-populations à l'intérieur du clone tumoral? 2) Quels sont les partenaires ou facteurs autres associés à l'AID, nécessaires au processus d'HS et de CI dans la LLC et pourquoi l'HS est-elle bloquée dans les LLC exprimant l'AID de façon constitutive ? 3) Quel est le mode d'action de cet ensemble protéique (« mutasome et switchsome ») sur l'ADN ou éventuellement sur l'ARN ?

1) Quelle est la contrepartie normale du lymphocyte B qui prolifère dans la LLC et existe-t-il des sous-populations à l'intérieur du clone tumoral ?

Les résultats de Weller *et col* montrent l'existence d'une sous-population cellulaire B avec un phénotype sIgM[+], sIgD[+], CD27 [hi], CD21[hi] et CD1c[hi] dans le sang périphérique du sujet sain, sous-population dont les cellules sont issues de la zone marginale (Weller et al. 2004). Comme ce profil phénotypique est proche de celui observé dans les formes mutées de la LLC, il serait intéressant de comparer, les donnes des puces d'ADN déjà existantes sur le profil d'expression génique de ces cellules normales à celui des cellules B des patients atteints de LLC.

Dans une deuxième étape, et si les résultats de la comparaison semblent intéressants nous pourrons envisager de caractériser au niveau protéomique les deux populations, (cellules de LLC et celles originaires de la zone marginale). Une approche que nous commençons à mettre au point dans le laboratoire et qui comprend l'analyse par électrophorèses bidimensionnel suivi de la spectrométrie de masse.

Le groupe de Caligaris-Cappio a proposé l'existence d'une sous-population activée à l'intérieur du clone tumoral. Cette sous-population recevrait à travers des contacts avec le micro-environnement (cellules stromales et cellules T CD4) des signaux inhibiteurs du processus d'apoptose et induisant la prolifération. Ce serait cette sous-population qui serait responsable de la prolifération du clone tumoral. Elle serait plus importante chez les LLC dont les cellules B expriment des gènes codant pour les Igs de type non muté, et qui se caractérisent par une capacité proliférative accrue par rapport aux formes mutées de la maladie. En fonction de nos résultats et ceux des autres groupes qui ont étudié l'expression de l'AID et le processus de CI dans la LLC, les sous-clones ayant procédé à la CI et exprimant presque constamment l'AID de façon constitutive, pourraient correspondre à cette sous-population.

Pour répondre à cette question, il est possible d'isoler par tri cellulaire les cellules B de patients atteints de LLC et exprimant soit IgM, IgD et IgG ou IgA, soit exclusivement IgG ou IgA et les comparer aux cellules exprimant exclusivement IgM, IgD. Une fois ces populations isolées, une étude approfondie de ces sous-populations sera entreprise. Au niveau phénotypique, l'expression des marqueurs d'activation sera étudiée. Au niveau transcriptionnel, nous étudierons l'expression des molécules comme BCL-2, la survivine et l'AID. Nous étudierons aussi le profil de mutation pour déterminer si ces sous-populations minoritaires ont subi des mutations somatiques au niveau du domaine VDJ et de la région pre-switch. Si l'expression de l'AID, de mutations dans la région pré-switch et de la survivine n'est observée qu'au niveau d'une sous-population, cela constituerait un argument de poids pour penser que celle-ci aurait un rôle important dans la progression de la maladie. Par la suite, une étude comparative effectuée sur la base des résultats des approches génomiques (avec des puces d'ADN) et protéomiques (par électrophorèses bidimensionnel et spectrométrie de masse) entre cette sous-population ayant subi la CI et la population exprimant exclusivement IgM et IgD, sera justifiée.

2) Quels sont les partenaires ou facteurs autres associés à l'AID, nécessaires au processus d'HS et de CI dans la LLC et pourquoi l'HS est-elle bloquée dans les LLC exprimant l'AID de façon constitutive ?

Nous avons émis l'hypothèse, que dans les cellules B de patients atteints de LLC et exprimant l'AID de façon constitutive en l'absence d'HS, un partenaire nécessaire à l'action de cette déaminase est soit absent ou exprimé de façon défectueuse, ce qui empêcherait l'AID d'agir et de procéder au processus de déamination. Chaudhuri *et col* vient de montré que la protéine RPA serait le partenaire de l'AID qui agirait dans le processus d'HS (Chaudhuri et al. 2004). Ainsi, nous étudions en ce moment l'expression des transcrits de cette protéine dans les lymphocytes B de patients atteints de LLC mutés et non mutés et exprimant ou pas l'AID de façon constitutive.

Dans un deuxième temps, pour répondre à cette question nous avons commencé a mettre en place l'essai dit de « double hybride ». Pour le développement de cette technique, la protéine AID sera clonée dans le vecteur **pGBKT7**. Ce vecteur dispose d'un gène codant pour « LexA DBD » qui est une protéine d'union à l'ADN (pGBKT7-DBD). D'autre part, différentes molécules, obtenues à partir d'une librairie d'ADN copiée (ADNc) codant pour les possibles partenaires de l'AID, seront clonées dans le vecteur **pGADT7**. Cette librairie d'ADNc sera obtenue à partir des cellules B, de sujets normaux et/ou de patients atteints de LLC, après une stimulation avec CD40L+IL-4. Le vecteur pGADT7 à son tour garde le gène codant pour la protéine «B42 AD», protéine qui se lie au système transcriptionnel et active la transcription. A la suite de ce double clonage, le vecteur pGBKT7-DBD-AID et le vecteur pGADT7-AD plus toutes les autres molécules de la librairie d'ADNc, (pGADT7-AD-protéine X) seraient co-transfectés dans les cellules de levure. Dans l'étape suivante, nous procéderons à l'expression des différentes protéines. De cette façon, quand la protéine de fusion AID-DBD trouve une protéine partenaire d'AID fusionné maintenant à l'activateur transcriptionnel «B42 AD» (vecteur pGADT7 + protéines X de la librairie), l'expression d'un gène « reporter » sera activée. A ce moment, les clones positifs seront identifiés, l'isolement et la purification de la protéine partenaire seront alors accomplis.

3) Quel est le mode d'action de cet ensemble protéique (« mutasome et switchsome ») sur l'ADN ou éventuellement sur l'ARN ?

Il nous semble qu'à ce jour la plupart des questions qui restent en suspend au sujet du mécanisme moléculaire d'action de l'AID sont au niveau de la caractérisation biochimique. C'est à dire des analyses de fonction et structure plus détaillées qui permettront de comprendre: Comment agit cette cytidine déaminase?.

Pour répondre à ce question nos avons besoin de la protéine AID purifiée et en grande quantité. ce qui semble une tache difficile à accomplir. (Xie et al. 2004). Nous avons essayé d'exprimer cette protéine chez E. Coli avec des différents vecteurs d'expression mais dans tous les cas les quantités de protéines solubles obtenues ont été toujours faibles pour nous permettre aborder les études structurales.

A partir de ces résultats négatifs, nous comptons utiliser d'autres systèmes d'expression eucaryotes comme Baculovirus et un système d'expression qui a été mis au point au laboratoire dans des cellules de mammifères. Nous comptons essayer donc une co-expresion de l'AID avec RPA, ce qui pourrait aider à une meilleure stabilité et faciliter son expression sous une forme soluble. La réussite de cette tâche ouvrirait la voie à des études cristallographiques qui peuvent fournir une information très importante sur la façon dont l'AID interagit avec les molécules d'ADN ou d'ARN et quels sont les domaines fonctionnels de l'AID, ainsi que la façon dont elle interagit avec des partenaires comme RPA.

REFERENCES BIBLIOGRAPHIQUES.

Agematsu, K., Nagumo, H., Shinozaki, K., Hokibara, S., Yasui, K., Terada, K., Kawamura, N., Toba, T., Nonoyama, S., Ochs, H. D., and Komiyama, A.: Absence of IgD-CD27(+) memory B cell population in X-linked hyper-IgM syndrome. *J Clin Invest 102:* 853-60., 1998

Akashi, K., Reya, T., Dalma-Weiszhausz, D., and Weissman, I. L.: Lymphoid precursors. *Curr Opin Immunol 12:* 144-50, 2000

Albesiano, E., Messmer, B. T., Damle, R. N., Allen, S. L., Rai, K. R., and Chiorazzi, N.: Activation induced cytidine deaminase in chronic lymphocytic leukemia B cells: expression as multiple forms in a dynamic, variably sized fraction of the clone. *Blood*, 2003

Allen, R. C., Armitage, R. J., Conley, M. E., Rosenblatt, H., Jenkins, N. A., Copeland, N. G., Bedell, M. A., Edelhoff, S., Disteche, C. M., and Simoneaux, D. K.: CD40 ligand gene defects responsible for X-linked hyper-IgM syndrome. *Science 259:* 990-3, 1993

Alt, F. W. and Baltimore, D.: Joining of immunoglobulin heavy chain gene segments: implications from a chromosome with evidence of three D-JH fusions. *Proc Natl Acad Sci U S A 79:* 4118-22, 1982

Alt, F. W., Oltz, E. M., Young, F., Gorman, J., Taccioli, G., and Chen, J.: VDJ recombination. *Immunol Today 13:* 306-14, 1992

Amano, M., Baumgarth, N., Dick, M. D., Brossay, L., Kronenberg, M., Herzenberg, L. A., and Strober, S.: CD1 expression defines subsets of follicular and marginal zone B cells in the spleen: beta 2-microglobulin-dependent and independent forms. *J Immunol 161:* 1710-7, 1998

Bach, J.-F. and Chatenoud., L.: IMMUNOLOGIE, Forth edition. Editor Series, Medicine-Sciences Flammarion. Paris, 2002.

Balazs, M., Martin, F., Zhou, T., and Kearney, J.: Blood dendritic cells interact with splenic marginal zone B cells to initiate T-independent immune responses. *Immunity 17:* 341-52, 2002

Barreto, V., Reina-San-Martin, B., Ramiro, A. R., McBride, K. M., and Nussenzweig, M. C.: C-terminal deletion of AID uncouples class switch recombination from somatic hypermutation and gene conversion. *Mol Cell 12:* 501-8, 2003

Baskin, B., Islam, K. B., Evengard, B., Emtestam, L., and Smith, C. I.: Direct and sequential switching from mu to epsilon in patients with Schistosoma mansoni infection and atopic dermatitis. *Eur J Immunol 27:* 130-5, 1997

Batista, F. D., Iber, D., and Neuberger, M. S.: B cells acquire antigen from target cells after synapse formation. *Nature 411:* 489-94, 2001

Bauer, S. R., Huebner, K., Budarf, M., Finan, J., Erikson, J., Emanuel, B. S., Nowell, P. C., Croce, C. M., and Melchers, F.: The human Vpre B gene is located on chromosome 22 near a cluster of V lambda gene segments. *Immunogenetics 28:* 328-33, 1988

Bauer, T. R., Jr. and Blomberg, B.: The human lambda L chain Ig locus. Recharacterization of JC lambda 6 and identification of a functional JC lambda 7. *J Immunol 146:* 2813-20, 1991

Begum, N. A., Kinoshita, K., Kakazu, N., Muramatsu, M., Nagaoka, H., Shinkura, R., Biniszkiewicz, D., Boyer, L. A., Jaenisch, R., and Honjo, T.: Uracil DNA glycosylase activity is dispensable for immunoglobulin class switch. *Science 305:* 1160-3, 2004a

Begum, N. A., Kinoshita, K., Muramatsu, M., Nagaoka, H., Shinkura, R., and Honjo, T.: De novo protein synthesis is required for activation-induced cytidine deaminase-dependent DNA cleavage in immunoglobulin class switch recombination. *Proc Natl Acad Sci U S A 101:* 13003-7, 2004b

Bell, S. J., Vroegop, S. M., and Buxser, S. E.: Early activation and cell trafficking induced by staphylococcal enterotoxin B: effects of high- versus low-dose challenge on induction of anergy. *Cell Immunol 154:* 440-52, 1994

Bemark, M., Sale, J. E., Kim, H. J., Berek, C., Cosgrove, R. A., and Neuberger, M. S.: Somatic hypermutation in the absence of DNA-dependent protein kinase catalytic subunit (DNA-PK(cs)) or recombination-activating gene (RAG)1 activity. *J Exp Med 192:* 1509-14, 2000

Bendelac, A., Bonneville, M., and Kearney, J. F.: Autoreactivity by design: innate B and T lymphocytes. *Nat Rev Immunol 1:* 177-86, 2001

Benezra, R., Davis, R. L., Lockshon, D., Turner, D. L., and Weintraub, H.: The protein Id: a negative regulator of helix-loop-helix DNA binding proteins. *Cell 61:* 49-59, 1990

Benschop, R. J. and Cambier, J. C.: B cell development: signal transduction by antigen receptors and their surrogates. *Curr Opin Immunol 11:* 143-51, 1999

Berek, C. and Milstein, C.: Mutation drift and repertoire shift in the maturation of the immune response. *Immunol Rev 96:* 23-41, 1987

Bernard, O., Hozumi, N., and Tonegawa, S.: Sequences of mouse immunoglobulin light chain genes before and after somatic changes. *Cell 15:* 1133-44, 1978

Besmer, E., Gourzi, P., and Papavasiliou, F. N.: The regulation of somatic hypermutation. *Curr Opin Immunol 16:* 241-5, 2004

Betz, A. G., Milstein, C., Gonzalez-Fernandez, A., Pannell, R., Larson, T., and Neuberger, M. S.: Elements regulating somatic hypermutation of an immunoglobulin kappa gene: critical role for the intron enhancer/matrix attachment region. *Cell 77:* 239-48, 1994

Betz, A. G., Rada, C., Pannell, R., Milstein, C., and Neuberger, M. S.: Passenger transgenes reveal intrinsic specificity of the antibody hypermutation mechanism: clustering, polarity, and specific hot spots. *Proc Natl Acad Sci U S A 90:* 2385-8, 1993

Billian, G., Bella, C., Mondiere, P., and Defrance, T.: Identification of a tonsil IgD+ B cell subset with phenotypical and functional characteristics of germinal center B cells. *Eur J Immunol 26:* 1712-9, 1996

Binet, J. L., Mentz, F., and Merle-Beral, H.: Apoptosis in blood diseases. Review new data. *Hematol Cell Ther 38:* 253-64., 1996

Black, S. J., van der Loo, W., Loken, M. R., and Herzenberg, L. A.: Expression of IgD by murine lymphocytes. Loss of surface IgD indicates maturation of memory B cells. *J Exp Med 147:* 984-96, 1978

Blunt, T., Finnie, N. J., Taccioli, G. E., Smith, G. C., Demengeot, J., Gottlieb, T. M., Mizuta, R., Varghese, A. J., Alt, F. W., Jeggo, P. A., and et al.: Defective DNA-dependent protein kinase activity is linked to V(D)J recombination and DNA repair defects associated with the murine scid mutation. *Cell 80:* 813-23, 1995

Borche, L., Lim, A., Binet, J. L., and Dighiero, G.: Evidence that chronic lymphocytic leukemia B lymphocytes are frequently committed to production of natural autoantibodies. *Blood 76:* 562-9, 1990

Bossy, D., Milili, M., Zucman, J., Thomas, G., Fougereau, M., and Schiff, C.: Organization and expression of the lambda-like genes that contribute to the mu-psi light chain complex in human pre-B cells. *Int Immunol 3:* 1081-90, 1991

Bransteitter, R., Pham, P., Scharff, M. D., and Goodman, M. F.: Activation-induced cytidine deaminase deaminates deoxycytidine on single-stranded DNA but requires the action of RNase. *Proc Natl Acad Sci U S A 100:* 4102-7., 2003

Brar, S. S., Watson, M., and Diaz, M.: Activation-induced cytosine deaminase (AID) is actively exported out of the nucleus but retained by the induction of DNA breaks. *J Biol Chem 279:* 26395-401, 2004

Brenner, S. and Milstein, C.: Origin of antibody variation. *Nature 211:* 242-3, 1966

Broker, B. M., Klajman, A., Youinou, P., Jouquan, J., Worman, C. P., Murphy, J., Mackenzie, L., Quartey-Papafio, R., Blaschek, M., Collins, P., and et al.: Chronic lymphocytic leukemic (CLL) cells secrete multispecific autoantibodies. *Journal of Autoimmunity 1:* 469-81, 1988

Bross, L., Fukita, Y., McBlane, F., Demolliere, C., Rajewsky, K., and Jacobs, H.: DNA double-strand breaks in immunoglobulin genes undergoing somatic hypermutation. *Immunity 13:* 589-97, 2000

Bross, L., Muramatsu, M., Kinoshita, K., Honjo, T., and Jacobs, H.: DNA double-strand breaks: prior to but not sufficient in targeting hypermutation. *J Exp Med 195:* 1187-92, 2002

Bullrich, F., Fujii, H., Calin, G., Mabuchi, H., Negrini, M., Pekarsky, Y., Rassenti, L., Alder, H., Reed, J. C., Keating, M. J., Kipps, T. J., and Croce, C. M.: Characterization of the 13q14 tumor suppressor locus in CLL: identification of ALT1, an alternative splice variant of the LEU2 gene. *Cancer Res 61:* 6640-8, 2001

Busslinger, M., Nutt, S. L., and Rolink, A. G.: Lineage commitment in lymphopoiesis. *Curr Opin Immunol 12:* 151-8, 2000

Calame, K. L.: Plasma cells: finding new light at the end of B cell development. *Nat Immunol 2:* 1103-8, 2001

Caligaris-Cappio, F.: B-chronic lymphocytic leukemia: a malignancy of anti-self B cells. *Blood 87:* 2615-20, 1996

Cariappa, A. and Pillai, S.: Antigen-dependent B-cell development. *Curr Opin Immunol 14:* 241-9, 2002

Chang, B. and Casali, P.: The CDR1 sequences of a major proportion of human germline Ig VH genes are inherently susceptible to amino acid replacement. *Immunol Today 15:* 367-73, 1994

Chaudhuri, J. and Alt, F. W.: Class-switch recombination: interplay of transcription, DNA deamination and DNA repair. *Nat Rev Immunol 4:* 541-52, 2004

Chaudhuri, J., Khuong, C., and Alt, F. W.: Replication protein A interacts with AID to promote deamination of somatic hypermutation targets. *Nature,* 2004

Chaudhuri, J., Tian, M., Khuong, C., Chua, K., Pinaud, E., and Alt, F. W.: Transcription-targeted DNA deamination by the AID antibody diversification enzyme. *Nature 422:* 726-30, 2003

Chen, J. and Alt, F. W.: Gene rearrangement and B-cell development. *Curr Opin Immunol 5:* 194-200, 1993

Chen, L., Trujillo, K., Sung, P., and Tomkinson, A. E.: Interactions of the DNA ligase IV-XRCC4 complex with DNA ends and the DNA-dependent protein kinase. *J Biol Chem 275:* 26196-205, 2000

Chen, L., Widhopf, G., Huynh, L., Rassenti, L., Rai, K. R., Weiss, A., and Kipps, T. J.: Expression of ZAP-70 is associated with increased B-cell receptor signaling in chronic lymphocytic leukemia. *Blood 100:* 4609-14, 2002

Chiorazzi, N. and Ferrarini, M.: B CELL CHRONIC LYMPHOCYTIC LEUKEMIA: Lessons Learned from Studies of the B Cell Antigen Receptor. *Annu Rev Immunol 21:* 841-94, 2003

Clark, E. A. and Ledbetter, J. A.: How B and T cells talk to each other. *Nature 367:* 425-8, 1994

Coffman, R. L., Lebman, D. A., and Rothman, P.: Mechanism and regulation of immunoglobulin isotype switching. *Adv Immunol 54:* 229-70, 1993

Cook, G. P. and Tomlinson, I. M.: The human immunoglobulin VH repertoire. *Immunol Today 16:* 237-42, 1995

Cook, G. P., Tomlinson, I. M., Walter, G., Riethman, H., Carter, N. P., Buluwela, L., Winter, G., and Rabbitts, T. H.: A map of the human immunoglobulin VH locus completed by analysis of the telomeric region of chromosome 14q. *Nat Genet 7:* 162-8, 1994

Crespo, M., Bosch, F., Villamor, N., Bellosillo, B., Colomer, D., Rozman, M., Marce, S., Lopez-Guillermo, A., Campo, E., and Montserrat, E.: ZAP-70 expression as a surrogate for immunoglobulin-variable-region mutations in chronic lymphocytic leukemia. *N Engl J Med 348:* 1764-75, 2003

Cumano, A., Dieterlen-Lievre, F., and Godin, I.: Lymphoid potential, probed before circulation in mouse, is restricted to caudal intraembryonic splanchnopleura. *Cell 86:* 907-16, 1996

Damle, R. N., Ghiotto, F., Valeto, A., Albesiano, E., Fais, F., Yan, X. J., Sison, C. P., Allen, S. L., Kolitz, J., Schulman, P., Vinciguerra, V. P., Budde, P., Frey, J., Rai, K. R., Ferrarini, M., and Chiorazzi, N.: B-cell chronic lymphocytic leukemia cells express a surface membrane phenotype of activated, antigen-experienced B lymphocytes. *Blood 99:* 4087-93., 2002

Damle, R. N., Wasil, T., Fais, F., Ghiotto, F., Valeto, A., Allen, S. L., Buchbinder, A., Budman, D., Dittmar, K., Kolitz, J., Lichtman, S. M., Schulman, P., Vinciguerra, V. P., Rai, K. R., Ferrarini, M., and Chiorazzi, N.: Ig V gene mutation status and CD38 expression as novel prognostic indicators in chronic lymphocytic leukemia. *Blood 94:* 1840-7, 1999

Dedeoglu, F., Horwitz, B., Chaudhuri, J., Alt, F. W., and Geha, R. S.: Induction of activation-induced cytidine deaminase gene expression by IL-4 and CD40 ligation is dependent on STAT6 and NFkappaB. *Int Immunol 16:* 395-404, 2004

DeKoter, R. P., Walsh, J. C., and Singh, H.: PU.1 regulates both cytokine-dependent proliferation and differentiation of granulocyte/macrophage progenitors. *Embo J 17:* 4456-68, 1998

Di Noia J. and Neuberger, S.: Altering the pathway of immunoglobulin hypermutation by inhibiting uracil-DNA glycosylase. *Nature advance online publication July 31:* 1-6, 2002

Diaz, M., Ray, M., Wheeler, L. J., Verkoczy, L. K., and Mathews, C. K.: Mutagenesis by AID, a molecule critical to immunoglobulin hypermutation, is not caused by an alteration of the precursor nucleotide pool. *Mol Immunol 40:* 261-8, 2003

Dickerson, S. K., Market, E., Besmer, E., and Papavasiliou, F. N.: AID mediates hypermutation by deaminating single stranded DNA. *J Exp Med 197:* 1291-6, 2003

Dighiero, G.: Autoreactive B-cell repertoire. *Immunol Ser 55:* 39-60, 1991

Dighiero, G.: Unsolved issues in CLL biology and management. *Leukemia 17:* 2385-91, 2003

Dighiero, G.: Perspectives in chronic lymphocytic leukemia biology and management. *Hematol Oncol Clin North Am 18:* 927-43, x, 2004

Dighiero, G., Bodega, E., Mayzner, R., and Binet, J. L.: Individual cell-by-cell quantitation of lymphocyte surface membrane Ig in normal and CLL lymphocyte and during ontogeny of mouse B lymphocytes by immunoperoxidase assay. *Blood 55:* 93-100, 1980

Dighiero, G., Lymberi, P., Mazie, J. C., Rouyre, S., Butler-Browne, G. S., Whalen, R. G., and Avrameas, S.: Murine hybridomas secreting natural monoclonal antibodies reacting with self antigens. *J Immunol 131:* 2267-72, 1983

Dighiero, G., Travade, P., Chevret, S., Fenaux, P., Chastang, C., and Binet, J. L.: B-cell chronic lymphocytic leukemia: present status and future directions. French Cooperative Group on CLL. *Blood 78:* 1901-14, 1991

Dohner, H., Stilgenbauer, S., Benner, A., Leupolt, E., Krober, A., Bullinger, L., Dohner, K., Bentz, M., and Lichter, P.: Genomic aberrations and survival in chronic lymphocytic leukemia. *N Engl J Med 343:* 1910-6., 2000

Dohner, H., Stilgenbauer, S., Fischer, K., Bentz, M., and Lichter, P.: Cytogenetic and molecular cytogenetic analysis of B cell chronic lymphocytic leukemia: specific chromosome aberrations identify prognostic subgroups of patients and point to loci of candidate genes. *Leukemia 11:* S19-24, 1997

Doi, T., Kinoshita, K., Ikegawa, M., Muramatsu, M., and Honjo, T.: De novo protein synthesis is required for the activation-induced cytidine deaminase function in class-switch recombination. *Proc Natl Acad Sci U S A 18:* 18, 2003

DONO, M., ZUPO, S., COLOMBO, M., MASSARA, R., GAIDANO, G., TABORELLI, G., CEPPA, P., BURGIO, V. L., CHIORAZZI, N., and FERRARINI, M.: The Human Marginal Zone B Cell. *Ann NY Acad Sci 987:* 117-124, 2003

Dorner, T., Foster, S. J., Farner, N. L., and Lipsky, P. E.: Somatic hypermutation of human immunoglobulin heavy chain genes: targeting of RGYW motifs on both DNA strands. *Eur J Immunol 28:* 3384-96, 1998

Doyen, N., d'Andon, M. F., Bentolila, L. A., Nguyen, Q. T., and Rougeon, F.: Differential splicing in mouse thymus generates two forms of terminal deoxynucleotidyl transferase. *Nucleic Acids Res 21:* 1187-91, 1993

Dubois, B., Barthelemy, C., Durand, I., Liu, Y. J., Caux, C., and Briere, F.: Toward a role of dendritic cells in the germinal center reaction: triggering of B cell proliferation and isotype switching. *J Immunol 162:* 3428-36, 1999

Dunnick, W., Wilson, M., and Stavnezer, J.: Mutations, duplication, and deletion of recombined switch regions suggest a role for DNA replication in the immunoglobulin heavy-chain switch. *Mol Cell Biol 9:* 1850-6, 1989

Durandy, A. and Honjo, T.: Human genetic defects in class-switch recombination (hyper-IgM syndromes). *Curr Opin Immunol 13:* 543-8, 2001

Durig, J., Nuckel, H., Cremer, M., Fuhrer, A., Halfmeyer, K., Fandrey, J., Moroy, T., Klein-Hitpass, L., and Duhrsen, U.: ZAP-70 expression is a prognostic factor in chronic lymphocytic leukemia. *Leukemia 17:* 2426-34, 2003

Eto, T., Kinoshita, K., Yoshikawa, K., Muramatsu, M., and Honjo, T.: RNA-editing cytidine deaminase Apobec-1 is unable to induce somatic hypermutation in mammalian cells. *Proc Natl Acad Sci U S A 100:* 12895-8, 2003

Faili, A., Aoufouchi, S., Flatter, E., Gueranger, Q., Reynaud, C. A., and Weill, J. C.: Induction of somatic hypermutation in immunoglobulin genes is dependent on DNA polymerase iota. *Nature 419:* 944-7., 2002a

Faili, A., Aoufouchi, S., Gueranger, Q., Zober, C., Leon, A., Bertocci, B., Weill, J. C., and Reynaud, C. A.: AID-dependent somatic hypermutation occurs as a DNA single-strand event in the BL2 cell line. *Nat Immunol 29:* 29, 2002b

Faili, A., Aoufouchi, S., Weller, S., Vuillier, F., Stary, A., Sarasin, A., Reynaud, C. A., and Weill, J. C.: DNA polymerase eta is involved in hypermutation occurring during immunoglobulin class switch recombination. *J Exp Med 199:* 265-70, 2004

Fais, F., Ghiotto, F., Hashimoto, S., Sellars, B., Valetto, A., Allen, S. L., Schulman, P., Vinciguerra, V. P., Rai, K., Rassenti, L. Z., Kipps, T. J., Dighiero, G., Schroeder, H., Ferrarini, M., and Chiorazzi, N.: Chronic lymphocytic leukemia B cells express restricted sets of mutated and unmutated antigen receptors. *J Clin Invest 102:* 1515-25, 1998

Fais, F., Sellars, B., Ghiotto, F., Yan, X. J., Dono, M., Allen, S. L., Budman, D., Dittmar, K., Kolitz, J., Lichtman, S. M., Schulman, P., Schuster, M., Vinciguerra, V. P., Rai, K., Stevenson, F. K., Gregersen, P. K., Ferrarini, M., and Chiorazzi, N.: Examples of in vivo isotype class switching in IgM+ chronic lymphocytic leukemia B cells. *J Clin Invest 98:* 1659-66, 1996

Feeney, A. J. and Riblet, R.: DST4: a new, and probably the last, functional DH gene in the BALB/c mouse. *Immunogenetics 37:* 217-21, 1993

Fialkow, P. J., Najfeld, V., Reddy, A. L., Singer, J., and Steinmann, L.: Chronic lymphocytic leukaemia: Clonal origin in a committed B-lymphocyte progenitor. *Lancet 2:* 444-6, 1978

Finkelman, C. S. a. F.: Immunoglobulin Class Switching. *In* W. E. Paul (ed.): *Fundamental Immunology,* pp. 1535, Lippincot - Raven, Philadelphia, 1999

Frippiat, J. P., Williams, S. C., Tomlinson, I. M., Cook, G. P., Cherif, D., Le Paslier, D., Collins, J. E., Dunham, I., Winter, G., and Lefranc, M. P.: Organization of the human immunoglobulin lambda light-chain locus on chromosome 22q11.2. *Hum Mol Genet 4:* 983-91, 1995

Fugmann, S. D., Rush, J. S., and Schatz, D. G.: Non-redundancy of cytidine deaminases in class switch recombination. *Eur J Immunol 34:* 844-9, 2004

Fujieda, S., Lin, Y. Q., Saxon, A., and Zhang, K.: Multiple types of chimeric germ-line Ig heavy chain transcripts in human B cells: evidence for trans-splicing of human Ig RNA. *J Immunol 157:* 3450-9, 1996

Gao, N., Dang, T., and Yuan, D.: IFN-gamma-dependent and -independent initiation of switch recombination by NK cells. *J Immunol 167:* 2011-8., 2001

Gearhart, P. J. and Wood, R. D.: Emerging links between hypermutation of antibody genes and DNA polymerases. *Nat Rev Immunol 1:* 187-92, 2001

Genschel, J., Littman, S. J., Drummond, J. T., and Modrich, P.: Isolation of MutSbeta from human cells and comparison of the mismatch repair specificities of MutSbeta and MutSalpha. *J Biol Chem 273:* 19895-901, 1998

Georgopoulos, K., Bigby, M., Wang, J. H., Molnar, A., Wu, P., Winandy, S., and Sharpe, A.: The Ikaros gene is required for the development of all lymphoid lineages. *Cell 79:* 143-56, 1994

Ghanem, N., Dariavach, P., Bensmana, M., Chibani, J., Lefranc, G., and Lefranc, M. P.: Polymorphism of immunoglobulin lambda constant region genes in populations from France, Lebanon and Tunisia. *Exp Clin Immunogenet 5:* 186-95, 1988

Ghia, P. and Caligaris-Cappio, F.: The indispensable role of microenvironment in the natural history of low-grade B-cell neoplasms. *Adv Cancer Res 79:* 157-73, 2000

Gilfillan, S., Dierich, A., Lemeur, M., Benoist, C., and Mathis, D.: Mice lacking TdT: mature animals with an immature lymphocyte repertoire. *Science 261:* 1175-8, 1993

Golding, G. B., Gearhart, P. J., and Glickman, B. W.: Patterns of somatic mutations in immunoglobulin variable genes. *Genetics 115:* 169-76, 1987

Gonda, H., Sugai, M., Nambu, Y., Katakai, T., Agata, Y., Mori, K. J., Yokota, Y., and Shimizu, A.: The balance between Pax5 and Id2 activities is the key to AID gene expression. *J Exp Med 198:* 1427-37, 2003

Goodman, M. F. and Tippin, B.: Sloppier copier DNA polymerases involved in genome repair. *Curr Opin Genet Dev 10:* 162-8, 2000

Goodnow, C. C.: Transgenic mice and analysis of B-cell tolerance. *Annu Rev Immunol 10:* 489-518, 1992

Granziero, L., Ghia, P., Circosta, P., Gottardi, D., Strola, G., Geuna, M., Montagna, L., Piccoli, P., Chilosi, M., and Caligaris-Cappio, F.: Survivin is expressed on CD40 stimulation and interfaces proliferation and apoptosis in B-cell chronic lymphocytic leukemia. *Blood 97:* 2777-83, 2001

Grawunder, U. and Harfst, E.: How to make ends meet in V(D)J recombination. *Curr Opin Immunol 13:* 186-94, 2001

Griffiths, G. M., Berek, C., Kaartinen, M., and Milstein, C.: Somatic mutation and the maturation of immune response to 2-phenyl oxazolone. *Nature 312:* 271-5, 1984

Gu, H., Forster, I., and Rajewsky, K.: Sequence homologies, N sequence insertion and JH gene utilization in VHDJH joining: implications for the joining mechanism and the ontogenetic timing of Ly1 B cell and B-CLL progenitor generation. *Embo J 9:* 2133-40, 1990

Haber, J. E.: Hypermutation: give us a break. *Nat Immunol 2:* 902-3, 2001

Hamblin, T. J.: Trisomy 12 in CLL revisited. *Leuk Res 21:* 1025-6, 1997

Hamblin, T. J., Davis, Z., Gardiner, A., Oscier, D. G., and Stevenson, F. K.: Unmutated Ig V(H) genes are associated with a more aggressive form of chronic lymphocytic leukemia. *Blood 94:* 1848-54, 1999

Han, S., Hathcock, K., Zheng, B., Kepler, T. B., Hodes, R., and Kelsoe, G.: Cellular interaction in germinal centers. Roles of CD40 ligand and B7-2 in established germinal centers. *J Immunol 155:* 556-67, 1995a

Han, S., Zheng, B., Dal Porto, J., and Kelsoe, G.: In situ studies of the primary immune response to (4-hydroxy-3-nitrophenyl)acetyl. IV. Affinity-dependent, antigen-driven B cell apoptosis in germinal centers as a mechanism for maintaining self-tolerance. *J Exp Med 182:* 1635-44, 1995b

Hardy, R. R. and Hayakawa, K.: Development and physiology of Ly-1 B and its human homolog, Leu-1 B. *Immunol Rev 93:* 53-79, 1986

Hargreaves, D. C., Hyman, P. L., Lu, T. T., Ngo, V. N., Bidgol, A., Suzuki, G., Zou, Y. R., Littman, D. R., and Cyster, J. G.: A coordinated change in chemokine responsiveness guides plasma cell movements. *J Exp Med 194:* 45-56, 2001

Harriman, W., Volk, H., Defranoux, N., and Wabl, M.: Immunoglobulin class switch recombination. *Annu Rev Immunol 11:* 361-84, 1993

Harris, R. S., Petersen-Mahrt, S. K., and Neuberger, M. S.: RNA editing enzyme APOBEC1 and some of its homologs can act as DNA mutators. *Mol Cell 10:* 1247-53., 2002

Havener, J. M., McElhinny, S. A., Bassett, E., Gauger, M., Ramsden, D. A., and Chaney, S. G.: Translesion synthesis past platinum DNA adducts by human DNA polymerase mu. *Biochemistry 42:* 1777-88, 2003

Hayakawa, K., Hardy, R. R., Honda, M., Herzenberg, L. A., and Steinberg, A. D.: Ly-1 B cells: functionally distinct lymphocytes that secrete IgM autoantibodies. *Proc Natl Acad Sci U S A 81:* 2494-8, 1984

Hendrickson, E. A.: Cell-cycle regulation of mammalian DNA double-strand-break repair. *Am J Hum Genet 61:* 795-800, 1997

Hieter, P. A., Maizel, J. V., Jr., and Leder, P.: Evolution of human immunoglobulin kappa J region genes. *J Biol Chem 257:* 1516-22, 1982

Hieter, P. A., Max, E. E., Seidman, J. G., Maizel, J. V., Jr., and Leder, P.: Cloned human and mouse kappa immunoglobulin constant and J region genes conserve homology in functional segments. *Cell 22:* 197-207, 1980

Hillson, J. L., Oppliger, I. R., Sasso, E. H., Milner, E. C., and Wener, M. H.: Emerging human B cell repertoire. Influence of developmental stage and interindividual variation. *J Immunol 149:* 3741-52, 1992

Hofker, M. H., Walter, M. A., and Cox, D. W.: Complete physical map of the human immunoglobulin heavy chain constant region gene complex. *Proc Natl Acad Sci U S A 86:* 5567-71, 1989

Honjo, T.: Does AID need another aid? *Nat Immunol 3:* 800-1., 2002

Honjo, T., Muramatsu, M., and Fagarasan, S.: AID: how does it aid antibody diversity? *Immunity 20:* 659-68, 2004

Horwitz, M.: The genetics of familial leukemia. *Leukemia 11:* 1347-59, 1997

Huang, S. and Terstappen, L. W.: Formation of haematopoietic microenvironment and haematopoietic stem cells from single human bone marrow stem cells. *Nature 360:* 745-9, 1992

Ichihara, Y., Abe, M., Yasui, H., Matsuoka, H., and Kurosawa, Y.: At least five DH genes of human immunoglobulin heavy chains are encoded in 9-kilobase DNA fragments. *Eur J Immunol 18:* 649-52, 1988

Ito, S., Nagaoka, H., Shinkura, R., Begum, N., Muramatsu, M., Nakata, M., and Honjo, T.: Activation-induced cytidine deaminase shuttles between nucleus and cytoplasm like apolipoprotein B mRNA editing catalytic polypeptide 1. *Proc Natl Acad Sci U S A 101:* 1975-80, 2004

Jacob, J., Kelsoe, G., Rajewsky, K., and Weiss, U.: Intraclonal generation of antibody mutants in germinal centres. *Nature 354:* 389-92, 1991

Jacobs, H. and Bross, L.: Towards an understanding of somatic hypermutation. *Curr Opin Immunol 13:* 208-18., 2001

Jung, D. and Alt, F. W.: Unraveling V(D)J recombination; insights into gene regulation. *Cell 116:* 299-311, 2004

Kantor, A. B.: The development and repertoire of B-1 cells (CD5 B cells). *Immunol Today 12:* 389-91, 1991

Karran, P.: Appropriate partners make good matches. *Science 268:* 1857-8, 1995

Kelley, W. L. and Georgopoulos, C.: Chaperones and protein folding. *Curr Opin Cell Biol 4:* 984-91, 1992

Kenter, A. L.: Class-switch recombination: after the dawn of AID. *Curr Opin Immunol 15:* 190-8, 2003

Kinoshita, K., Harigai, M., Fagarasan, S., Muramatsu, M., and Honjo, T.: A hallmark of active class switch recombination: transcripts directed by I promoters on looped-out circular DNAs. *Proc Natl Acad Sci U S A 98:* 12620-3., 2001

Kinoshita, K. and Honjo, T.: Linking class-switch recombination with somatic hypermutation. *Nat Rev Mol Cell Biol 2:* 493-503., 2001

Kipps, T. J.: Chronic lymphocytic leukemia. *Current Opinion in Hematology 5:* 244-53, 1998

Kipps, T. J., Robbins, B. A., Tefferi, A., Meisenholder, G., Banks, P. M., and Carson, D. A.: CD5-positive B-cell malignancies frequently express cross-reactive idiotypes associated with IgM autoantibodies. *Am J Pathol 136:* 809-16, 1990

Kirchgessner, C. U., Patil, C. K., Evans, J. W., Cuomo, C. A., Fried, L. M., Carter, T., Oettinger, M. A., and Brown, J. M.: DNA-dependent kinase (p350) as a candidate gene for the murine SCID defect. *Science 267:* 1178-83, 1995

Kirkham, P. M. and Schroeder, H. W., Jr.: Antibody structure and the evolution of immunoglobulin V gene segments. *Semin Immunol 6:* 347-60, 1994

Kirsch, I. R., Morton, C. C., Nakahara, K., and Leder, P.: Human immunoglobulin heavy chain genes map to a region of translocations in malignant B lymphocytes. *Science 216:* 301-3, 1982

Kitamura, D., Kudo, A., Schaal, S., Muller, W., Melchers, F., and Rajewsky, K.: A critical role of lambda 5 protein in B cell development. *Cell 69:* 823-31, 1992

Klein, U., Rajewsky, K., and Kuppers, R.: Human immunoglobulin (Ig)M+IgD+ peripheral blood B cells expressing the CD27 cell surface antigen carry somatically mutated variable region genes: CD27 as a general marker for somatically mutated (memory) B cells. *J Exp Med 188:* 1679-89., 1998

Klein, U., Tu, Y., Stolovitzky, G. A., Mattioli, M., Cattoretti, G., Husson, H., Freedman, A., Inghirami, G., Cro, L., Baldini, L., Neri, A., Califano, A., and Dalla-Favera, R.: Gene expression profiling of B cell chronic lymphocytic leukemia reveals a homogeneous phenotype related to memory B cells. *J Exp Med 194:* 1625-38., 2001

Klix, N., Jolly, C. J., Davies, S. L., Bruggemann, M., Williams, G. T., and Neuberger, M. S.: Multiple sequences from downstream of the J kappa cluster can combine to recruit somatic hypermutation to a heterologous, upstream mutation domain. *Eur J Immunol 28:* 317-26, 1998

Knodel, M., Kuss, A. W., Berberich, I., and Schimpl, A.: Blimp-1 over-expression abrogates IL-4- and CD40-mediated suppression of terminal B cell differentiation but arrests isotype switching. *Eur J Immunol 31:* 1972-80, 2001

Kolodner, R.: Biochemistry and genetics of eukaryotic mismatch repair. *Genes Dev 10:* 1433-42, 1996

Kondo, M., Weissman, I. L., and Akashi, K.: Identification of clonogenic common lymphoid progenitors in mouse bone marrow. *Cell 91:* 661-72, 1997

Kong, Q. and Maizels, N.: DNA breaks in hypermutating immunoglobulin genes: evidence for a break-and-repair pathway of somatic hypermutation. *Genetics 158:* 369-78, 2001

Kudo, A. and Melchers, F.: A second gene, VpreB in the lambda 5 locus of the mouse, which appears to be selectively expressed in pre-B lymphocytes. *Embo J 6:* 2267-72, 1987

Laffan, M. and Luzzatto, L.: Anomalous rearrangements of the immunoglobulin heavy chain genes in human leukemias support the loop-out mechanism of class switch. *J Clin Invest 90:* 2299-303, 1992

Lagneaux, L., Delforge, A., Bron, D., De Bruyn, C., and Stryckmans, P.: Chronic lymphocytic leukemic B cells but not normal B cells are rescued from apoptosis by contact with normal bone marrow stromal cells. *Blood 91:* 2387-96, 1998

Lanham, S., Hamblin, T., Oscier, D., Ibbotson, R., Stevenson, F., and Packham, G.: Differential signaling via surface IgM is associated with VH gene mutational status and CD38 expression in chronic lymphocytic leukemia. *Blood 101:* 1087-93, 2003

Lanzavecchia, A. and Sallusto, F.: Progressive differentiation and selection of the fittest in the immune response. *Nat Rev Immunol 2:* 982-7, 2002

Lebecque, S. G. and Gearhart, P. J.: Boundaries of somatic mutation in rearranged immunoglobulin genes: 5' boundary is near the promoter, and 3' boundary is approximately 1 kb from V(D)J gene. *J Exp Med 172:* 1717-27, 1990

Lefranc, M. P.: Nomenclature of the human immunoglobulin heavy (IGH) genes. *Exp Clin Immunogenet 18:* 100-16, 2001a

Lefranc, M. P.: Nomenclature of the human immunoglobulin kappa (IGK) genes. *Exp Clin Immunogenet 18:* 161-74, 2001b

Lefranc, M. P.: Nomenclature of the human immunoglobulin lambda (IGL) genes. *Exp Clin Immunogenet 18:* 242-54, 2001c

Li, L., Zhang, X., Kovacic, S., Long, A. J., Bourque, K., Wood, C. R., and Choi, Y. S.: Identification of a human follicular dendritic cell molecule that stimulates germinal center B cell growth. *J Exp Med 191:* 1077-84, 2000

Li, Z., Woo, C. J., Iglesias-Ussel, M. D., Ronai, D., and Scharff, M. D.: The generation of antibody diversity through somatic hypermutation and class switch recombination. *Genes Dev 18:* 1-11, 2004

Liang, L., Porter, E. M., and Sha, W. C.: Constitutive expression of the B7h ligand for inducible costimulator on naive B cells is extinguished after activation by distinct B cell receptor and interleukin 4 receptor-mediated pathways and can be rescued by CD40 signaling. *J Exp Med 196:* 97-108, 2002

Abbas Abul and Andrew Lichtman. *"Cellular and Molecular Immunology"*. Fifth Edition. Elsevier Science, 2003.

Lin, W. C. and Desiderio, S.: V(D)J recombination and the cell cycle. *Immunol Today 16:* 279-89, 1995

Liu, Y. J., de Bouteiller, O., Arpin, C., Briere, F., Galibert, L., Ho, S., Martinez-Valdez, H., Banchereau, J., and Lebecque, S.: Normal human IgD+IgM- germinal center B cells can express up to 80 mutations in the variable region of their IgD transcripts. *Immunity 4:* 603-13, 1996

Luby, T. M., Schrader, C. E., Stavnezer, J., and Selsing, E.: The mu switch region tandem repeats are important, but not required, for antibody class switch recombination. *J Exp Med 193:* 159-68, 2001

Macara, I. G.: Transport into and out of the nucleus. *Microbiol Mol Biol Rev 65:* 570-94, table of contents, 2001

MacLennan, I. and Vinuesa, C.: Dendritic cells, BAFF, and APRIL: innate players in adaptive antibody responses. *Immunity 17:* 235-8, 2002

MacLennan, I. C.: Germinal centers. *Annu Rev Immunol 12:* 117-39, 1994

MacLennan, I. C., Gulbranson-Judge, A., Toellner, K. M., Casamayor-Palleja, M., Chan, E., Sze, D. M., Luther, S. A., and Orbea, H. A.: The changing preference of T and B cells for partners as T-dependent antibody responses develop. *Immunol Rev 156:* 53-66, 1997

MacLennan, I. C., Liu, Y. J., Oldfield, S., Zhang, J., and Lane, P. J.: The evolution of B-cell clones. *Curr Top Microbiol Immunol 159:* 37-63, 1990

Magnac, C., Porcher, R., Davi, F., Nataf, J., Payelle-Brogard, B., Tang, R. P., Oppezzo, P., Levy, V., Dighiero, G., and Ajchenbaum-Cymbalista, F.: Predictive value of serum thymidine kinase level for Ig-V mutational status in B-CLL. *Leukemia 17:* 133-7, 2003

Maki, R., Roeder, W., Traunecker, A., Sidman, C., Wabl, M., Raschke, W., and Tonegawa, S.: The role of DNA rearrangement and alternative RNA processing in the expression of immunoglobulin delta genes. *Cell 24:* 353-65., 1981

Malcolm, S., Barton, P., Murphy, C., Ferguson-Smith, M. A., Bentley, D. L., and Rabbitts, T. H.: Localization of human immunoglobulin kappa light chain variable region genes to the short arm of chromosome 2 by in situ hybridization. *Proc Natl Acad Sci U S A 79:* 4957-61, 1982

Maloum, K., Davi, F., Merle-Beral, H., Pritsch, O., Magnac, C., Vuillier, F., Dighiero, G., Troussard, X., Mauro, F. F., and Benichou, J.: Expression of unmutated VH genes is a detrimental prognostic factor in chronic lymphocytic leukemia. *Blood 96:* 377-9., 2000

Mandler, R., Finkelman, F. D., Levine, A. D., and Snapper, C. M.: IL-4 induction of IgE class switching by lipopolysaccharide-activated murine B cells occurs predominantly through sequential switching. *J Immunol 150:* 407-18, 1993

Manis, J. P., Dudley, D., Kaylor, L., and Alt, F. W.: IgH class switch recombination to IgG1 in DNA-PKcs-deficient B cells. *Immunity 16:* 607-17, 2002a

Manis, J. P., Gu, Y., Lansford, R., Sonoda, E., Ferrini, R., Davidson, L., Rajewsky, K., and Alt, F. W.: Ku70 is required for late B cell development and immunoglobulin heavy chain class switching. *J Exp Med 187:* 2081-9, 1998

Manis, J. P., Tian, M., and Alt, F. W.: Mechanism and control of class-switch recombination. *Trends Immunol 23:* 31-9, 2002b

Martin, A. and Scharff, M. D.: AID and mismatch repair in antibody diversification. *Nat Rev Immunol 2:* 605-14., 2002

Martin, F. and Kearney, J. F.: Marginal-zone B cells. *Nat Rev Immunol 2:* 323-35, 2002

Matsuda, F., Lee, K. H., Nakai, S., Sato, T., Kodaira, M., Zong, S. Q., Ohno, H., Fukuhara, S., and Honjo, T.: Dispersed localization of D segments in the human immunoglobulin heavy-chain locus. *Embo J 7:* 1047-51, 1988

Matsuoka, M., Yoshida, K., Maeda, T., Usuda, S., and Sakano, H.: Switch circular DNA formed in cytokine-treated mouse splenocytes: evidence for intramolecular DNA deletion in immunoglobulin class switching. *Cell 62:* 135-42, 1990

Matutes, E., Owusu-Ankomah, K., Morilla, R., Garcia Marco, J., Houlihan, A., Que, T. H., and Catovsky, D.: The immunological profile of B-cell disorders and proposal of a scoring system for the diagnosis of CLL. *Leukemia 8:* 1640-5, 1994

McAdam, A. J., Greenwald, R. J., Levin, M. A., Chernova, T., Malenkovich, N., Ling, V., Freeman, G. J., and Sharpe, A. H.: ICOS is critical for CD40-mediated antibody class switching. *Nature 409:* 102-5, 2001

McBlane, J. F., van Gent, D. C., Ramsden, D. A., Romeo, C., Cuomo, C. A., Gellert, M., and Oettinger, M. A.: Cleavage at a V(D)J recombination signal requires only RAG1 and RAG2 proteins and occurs in two steps. *Cell 83:* 387-95, 1995

McCarthy, H., Wierda, W. G., Barron, L. L., Cromwell, C. C., Wang, J., Coombes, K. R., Rangel, R., Elenitoba-Johnson, K. S., Keating, M. J., and Abruzzo, L. V.: High expression of activation-induced cytidine deaminase (AID) and splice variants is a distinctive feature of poor-prognosis chronic lymphocytic leukemia. *Blood 101:* 4903-8, 2003

McDonald, J. P., Frank, E. G., Plosky, B. S., Rogozin, I. B., Masutani, C., Hanaoka, F., Woodgate, R., and Gearhart, P. J.: 129-derived strains of mice are deficient in DNA polymerase iota and have normal immunoglobulin hypermutation. *J Exp Med 198:* 635-43, 2003

McHeyzer-Williams, L. J., Cool, M., and McHeyzer-Williams, M. G.: Antigen-specific B cell memory: expression and replenishment of a novel b220(-) memory b cell compartment. *J Exp Med 191:* 1149-66, 2000

McHeyzer-Williams, L. J., Driver, D. J., and McHeyzer-Williams, M. G.: Germinal center reaction. *Curr Opin Hematol 8:* 52-9, 2001

McHeyzer-Williams, M. G.: B cells as effectors. *Curr Opin Immunol 15:* 354-61, 2003

McHeyzer-Williams, M. G., Nossal, G. J., and Lalor, P. A.: Molecular characterization of single memory B cells. *Nature 350:* 502-5, 1991

McMurry, M. T. and Krangel, M. S.: A role for histone acetylation in the developmental regulation of VDJ recombination. *Science 287:* 495-8, 2000

Meek, K. D., Hasemann, C. A., and Capra, J. D.: Novel rearrangements at the immunoglobulin D locus. Inversions and fusions add to IgH somatic diversity. *J Exp Med 170:* 39-57, 1989

Meffre, E., Fougereau, M., Argenson, J. N., Aubaniac, J. M., and Schiff, C.: Cell surface expression of surrogate light chain (psi L) in the absence of mu on human pro-B cell lines and normal pro-B cells. *Eur J Immunol 26:* 2172-80, 1996

Michael, N., Martin, T. E., Nicolae, D., Kim, N., Padjen, K., Zhan, P., Nguyen, H., Pinkert, C., and Storb, U.: Effects of sequence and structure on the hypermutability of immunoglobulin genes. *Immunity 16:* 123-34., 2002

Michel, F., Merle-Beral, H., Legac, E., Michel, A., Debre, P., and Bismuth, G.: Defective calcium response in B-chronic lymphocytic leukemia cells. Alteration of early protein tyrosine phosphorylation and of the mechanism responsible for cell calcium influx. *Journal of Immunology 150:* 3624-33, 1993

Miller, C., Stedra, J., Kelsoe, G., and Cerny, J.: Facultative role of germinal centers and T cells in the somatic diversification of IgVH genes. *J Exp Med 181:* 1319-31, 1995

Milstein, C., Neuberger, M. S., and Staden, R.: Both DNA strands of antibody genes are hypermutation targets. *Proc Natl Acad Sci U S A 95:* 8791-4, 1998

Mizuta, T. R., Suzuki, N., Shimizu, A., and Honjo, T.: Duplicated variable region genes account for double isotype expression in a human leukemic B-cell line that gives rise to single isotype- expressing cells. *J Biol Chem 266:* 12514-21., 1991

Molica, S., Vitelli, G., Levato, D., Crispino, G., Dell'Olio, M., Dattilo, A., Matera, R., Gandolfo, G. M., and Musto, P.: CD27 in B-cell chronic lymphocytic leukemia. Cellular expression, serum release and correlation with other soluble molecules belonging to nerve growth factor receptors (NGFr) superfamily. *Haematologica 83:* 398-402, 1998

Moore, K. W., Rogers, J., Hunkapiller, T., Early, P., Nottenburg, C., Weissman, I., Bazin, H., Wall, R., and Hood, L. E.: Expression of IgD may use both DNA rearrangement and RNA splicing mechanisms. *Proc Natl Acad Sci U S A 78:* 1800-4., 1981

Morgan, B., Sun, L., Avitahl, N., Andrikopoulos, K., Ikeda, T., Gonzales, E., Wu, P., Neben, S., and Georgopoulos, K.: Aiolos, a lymphoid restricted transcription factor that interacts with Ikaros to regulate lymphocyte differentiation. *Embo J 16:* 2004-13, 1997

Moshous, D., Callebaut, I., de Chasseval, R., Corneo, B., Cavazzana-Calvo, M., Le Deist, F., Tezcan, I., Sanal, O., Bertrand, Y., Philippe, N., Fischer, A., and de Villartay, J. P.: Artemis, a novel DNA double-strand break repair/V(D)J recombination protein, is mutated in human severe combined immune deficiency. *Cell 105:* 177-86, 2001

Muljo, S. A. and Schlissel, M. S.: The variable, C(H)1, C(H)2 and C(H)3 domains of Ig heavy chain are dispensable for pre-BCR function in transgenic mice. *Int Immunol 14:* 577-84, 2002

Muramatsu, M., Kinoshita, K., Fagarasan, S., Yamada, S., Shinkai, Y., and Honjo, T.: Class switch recombination and hypermutation require activation-induced cytidine deaminase (AID), a potential RNA editing enzyme. *Cell 102:* 553-63., 2000

Muramatsu, M., Sankaranand, V. S., Anant, S., Sugai, M., Kinoshita, K., Davidson, N. O., and Honjo, T.: Specific expression of activation-induced cytidine deaminase (AID), a novel member of the RNA-editing deaminase family in germinal center B cells. *J Biol Chem 274:* 18470-6., 1999

Murashige, N., Kami, M., and Takaue, Y.: ZAP-70 in chronic lymphocytic leukemia. *N Engl J Med 349:* 506-7; author reply 506-7, 2003

Muto, T., Muramatsu, M., Taniwaki, M., Kinoshita, K., and Honjo, T.: Isolation, tissue distribution, and chromosomal localization of the human activation-induced cytidine deaminase (AID) gene. *Genomics 68:* 85-8., 2000

Nagaoka, H., Muramatsu, M., Yamamura, N., Kinoshita, K., and Honjo, T.: Activation-induced deaminase (AID)-directed hypermutation in the immunoglobulin Smu region: implication of AID involvement in a common step of class switch recombination and somatic hypermutation. *J Exp Med 195:* 529-34., 2002

Nagaoka, H., Yu, W., and Nussenzweig, M. C.: Regulation of RAG expression in developing lymphocytes. *Curr Opin Immunol 12:* 187-90, 2000

Navaratnam, N., Morrison, J. R., Bhattacharya, S., Patel, D., Funahashi, T., Giannoni, F., Teng, B. B., Davidson, N. O., and Scott, J.: The p27 catalytic subunit of the apolipoprotein B mRNA editing enzyme is a cytidine deaminase. *J Biol Chem 268:* 20709-12, 1993

Naylor, M. and Capra, J. D.: Mutational status of Ig V(H) genes provides clinically valuable information in B-cell chronic lymphocytic leukemia. *Blood 94:* 1837-9, 1999

Nemazee, D.: Promotion and prevention of autoimmunity by B lymphocytes. *Curr Opin Immunol 5:* 866-72, 1993

Neuberger, M. S., Harris, R. S., Di Noia, J., and Petersen-Mahrt, S. K.: Immunity through DNA deamination. *Trends Biochem Sci 28:* 305-12, 2003

Noguchi, E., Shibasaki, M., Inudou, M., Kamioka, M., Yokouchi, Y., Yamakawa-Kobayashi, K., Hamaguchi, H., Matsui, A., and Arinami, T.: Association between a new polymorphism in the activation-induced cytidine deaminase gene and atopic asthma and the regulation of total serum IgE levels. *J Allergy Clin Immunol 108:* 382-6, 2001

Nutt, S. L., Heavey, B., Rolink, A. G., and Busslinger, M.: Commitment to the B-lymphoid lineage depends on the transcription factor Pax5. *Nature 401:* 556-62, 1999

Nutt, S. L., Urbanek, P., Rolink, A., and Busslinger, M.: Essential functions of Pax5 (BSAP) in pro-B cell development: difference between fetal and adult B lymphopoiesis and reduced V-to-DJ recombination at the IgH locus. *Genes Dev 11:* 476-91, 1997

Okazaki, I. M., Kinoshita, K., Muramatsu, M., Yoshikawa, K., and Honjo, T.: The AID enzyme induces class switch recombination in fibroblasts. *Nature 416:* 340-5., 2002

Oppezzo, P., Dumas, G., Lalanne, A. I., Payelle-Brogard, B., Magnac, C., Pritsch, O., Dighiero, G., and Vuillier, F.: Different isoforms of BSAP regulate expression of AID in normal and chronic lymphocytic leukemia B-cells. *Blood,* 2004

Oppezzo, P., Magnac, C., Bianchi, S., Vuillier, F., Tiscornia, A., Dumas, G., Payelle-Brogard, B., Ajchenbaum-Cymbalista, F., Dighiero, G., and Pritsch, O.: Do CLL B cells correspond to naive or memory B-lymphocytes? Evidence for an active Ig switch unrelated to phenotype expression and Ig mutational pattern in B-CLL cells. *Leukemia 16:* 2438-46, 2002

Oppezzo, P., Vuillier, F., Vasconcelos, Y., Dumas, G., Magnac, C., Payelle-Brogard, B., Pritsch, O., and Dighiero, G.: Chronic lymphocytic leukemia B cells expressing AID display a dissociation between class switch recombination and somatic hypermutation. *Blood 9:* 9, 2003

O'Riordan, M. and Grosschedl, R.: Coordinate regulation of B cell differentiation by the transcription factors EBF and E2A. *Immunity 11:* 21-31, 1999

Ozaki, K., Spolski, R., Feng, C. G., Qi, C. F., Cheng, J., Sher, A., Morse, H. C., 3rd, Liu, C., Schwartzberg, P. L., and Leonard, W. J.: A critical role for IL-21 in regulating immunoglobulin production. *Science 298:* 1630-4, 2002

Papavasiliou, F. N. and Schatz, D. G.: Cell-cycle-regulated DNA double-stranded breaks in somatic hypermutation of immunoglobulin genes. *Nature 408:* 216-21, 2000

Papavasiliou, F. N. and Schatz, D. G.: The activation-induced deaminase functions in a postcleavage step of the somatic hypermutation process. *J Exp Med 195:* 1193-8., 2002a

Papavasiliou, F. N. and Schatz, D. G.: Somatic hypermutation of immunoglobulin genes: merging mechanisms for genetic diversity. *Cell 109 Suppl:* S35-44., 2002b

Pascual, V., Liu, Y. J., Magalski, A., de Bouteiller, O., Banchereau, J., and Capra, J. D.: Analysis of somatic mutation in five B cell subsets of human tonsil. *J Exp Med 180:* 329-39, 1994

Paull, T. T. and Gellert, M.: A mechanistic basis for Mre11-directed DNA joining at microhomologies. *Proc Natl Acad Sci U S A 97:* 6409-14, 2000

Payelle-Brogard, B., Magnac, C., Alcover, A., Roux, P., and Dighiero, G.: Defective assembly of the B-cell receptor chains accounts for its low expression in B-chronic lymphocytic leukaemia. *Br J Haematol 118:* 976-85., 2002

Payelle-Brogard, B., Magnac, C., Mauro, F. R., Mandelli, F., and Dighiero, G.: Analysis of the B-cell receptor B29 (CD79b) gene in familial chronic lymphocytic leukemia [In Process Citation]. *Blood 94:* 3516-22, 1999

Peters, A. and Storb, U.: Somatic hypermutation of immunoglobulin genes is linked to transcription initiation. *Immunity 4:* 57-65, 1996

Petersen, S., Casellas, R., Reina-San-Martin, B., Chen, H. T., Difilippantonio, M. J., Wilson, P. C., Hanitsch, L., Celeste, A., Muramatsu, M., Pilch, D. R., Redon, C., Ried, T., Bonner, W. M., Honjo, T., Nussenzweig, M. C., and Nussenzweig, A.: AID is required to initiate Nbs1/gamma-H2AX focus formation and mutations at sites of class switching. *Nature 414:* 660-5., 2001

Petersen-Mahrt, S. K., Harris, R. S., and Neuberger, M. S.: AID mutates E. coli suggesting a DNA deamination mechanism for antibody diversification. *Nature 418:* 99-103., 2002

Pham, P., Bransteitter, R., Petruska, J., and Goodman, M. F.: Processive AID-catalysed cytosine deamination on single-stranded DNA simulates somatic hypermutation. *Nature 424:* 103-7, 2003

Phung, Q. H., Winter, D. B., Cranston, A., Tarone, R. E., Bohr, V. A., Fishel, R., and Gearhart, P. J.: Increased hypermutation at G and C nucleotides in immunoglobulin variable genes from mice deficient in the MSH2 mismatch repair protein. *J Exp Med 187:* 1745-51, 1998

Poudrier, J., Graber, P., Herren, S., Berney, C., Gretener, D., Kosco-Vilbois, M. H., and Gauchat, J. F.: A novel monoclonal antibody, C41, reveals IL-13Ralpha1 expression by murine germinal center B cells and follicular dendritic cells. *Eur J Immunol 30:* 3157-64, 2000

Preud'homme, J. L. and Seligmann, M.: Surface bound immunoglobulins as a cell marker in human lymphoproliferative diseases. *Blood 40:* 777-94, 1972

Pritsch, O.: Rôle du Recepteur pour l'Antigene dans la Phatologie Maligne du Lymphocyte B. *Immunologie,* pp. 128, Universite Paris VII, Paris, 1997

Pui, J. C., Allman, D., Xu, L., DeRocco, S., Karnell, F. G., Bakkour, S., Lee, J. Y., Kadesch, T., Hardy, R. R., Aster, J. C., and Pear, W. S.: Notch1 expression in early lymphopoiesis influences B versus T lineage determination. *Immunity 11:* 299-308, 1999

Rada, C., Ehrenstein, M. R., Neuberger, M. S., and Milstein, C.: Hot spot focusing of somatic hypermutation in MSH2-deficient mice suggests two stages of mutational targeting. *Immunity 9:* 135-41, 1998

Rada, C. and Milstein, C.: The intrinsic hypermutability of antibody heavy and light chain genes decays exponentially. *Embo J 20:* 4570-6, 2001

Ramiro, A. R., Stavropoulos, P., Jankovic, M., and Nussenzweig, M. C.: Transcription enhances AID-mediated cytidine deamination by exposing single-stranded DNA on the nontemplate strand. *Nat Immunol 4:* 452-6., 2003

Ravetch, J. V., Siebenlist, U., Korsmeyer, S., Waldmann, T., and Leder, P.: Structure of the human immunoglobulin mu locus: characterization of embryonic and rearranged J and D genes. *Cell 27:* 583-91, 1981

Reimold, A. M., Iwakoshi, N. N., Manis, J., Vallabhajosyula, P., Szomolanyi-Tsuda, E., Gravallese, E. M., Friend, D., Grusby, M. J., Alt, F., and Glimcher, L. H.: Plasma cell differentiation requires the transcription factor XBP-1. *Nature 412:* 300-7, 2001

Revy, P., Muto, T., Levy, Y., Geissmann, F., Plebani, A., Sanal, O., Catalan, N., Forveille, M., Dufourcq-Labelouse, R., Gennery, A., Tezcan, I., Ersoy, F., Kayserili, H., Ugazio, A. G., Brousse, N., Muramatsu, M., Notarangelo, L. D., Kinoshita, K., Honjo, T., Fischer, A., and Durandy, A.: Activation-induced cytidine deaminase (AID) deficiency causes the autosomal recessive form of the Hyper-IgM syndrome (HIGM2). *Cell 102:* 565-75., 2000

Reynaud, C. A., Aoufouchi, S., Faili, A., and Weill, J. C.: What role for AID: mutator, or assembler of the immunoglobulin mutasome? *Nat Immunol 4:* 631-8, 2003

Reynaud, C. A., Bertocci, B., Frey, S., Delbos, F., Quint, L., and Weill, J. C.: Mismatch repair and immunoglobulin gene hypermutation: did we learn something? *Immunol Today 20:* 522-7, 1999

Reynaud, C. A., Quint, L., Bertocci, B., and Weill, J. C.: Introduction: what mechanism(s) drive hypermutation? *Semin Immunol 8:* 125-9, 1996

Robey, E. and Schlissel, M.: Lymphocyte development. *Curr Opin Immunol 15:* 155-7, 2003

Roes, J., Huppi, K., Rajewsky, K., and Sablitzky, F.: V gene rearrangement is required to fully activate the hypermutation mechanism in B cells. *J Immunol 142:* 1022-6, 1989

Rogakou, E. P., Pilch, D. R., Orr, A. H., Ivanova, V. S., and Bonner, W. M.: DNA double-stranded breaks induce histone H2AX phosphorylation on serine 139. *J Biol Chem 273:* 5858-68, 1998

Rogerson, B. J.: Mapping the upstream boundary of somatic mutations in rearranged immunoglobulin transgenes and endogenous genes. *Mol Immunol 31:* 83-98, 1994

Rogozin, I. B. and Kolchanov, N. A.: Somatic hypermutagenesis in immunoglobulin genes. II. Influence of neighbouring base sequences on mutagenesis. *Biochim Biophys Acta 1171:* 11-8, 1992

Rolink, A. G. and Melchers, F.: BAFFled B cells survive and thrive: roles of BAFF in B-cell development. *Curr Opin Immunol 14:* 266-75, 2002

Rolink, A. G., Nutt, S. L., Melchers, F., and Busslinger, M.: Long-term in vivo reconstitution of T-cell development by Pax5-deficient B-cell progenitors. *Nature 401:* 603-6, 1999

Rosenwald, A., Alizadeh, A. A., Widhopf, G., Simon, R., Davis, R. E., Yu, X., Yang, L., Pickeral, O. K., Rassenti, L. Z., Powell, J., Botstein, D., Byrd, J. C., Grever, M. R., Cheson, B. D., Chiorazzi, N., Wilson, W. H., Kipps, T. J., Brown, P. O., and Staudt, L. M.: Relation of gene expression phenotype to immunoglobulin mutation genotype in B cell chronic lymphocytic leukemia. *J Exp Med 194:* 1639-47., 2001

Rowe, D. S. and Fahey, J. L.: A New Class of Human Immunoglobulins. Ii. Normal Serum Igd. *J Exp Med 121:* 185-99, 1965

Rush, J. S., Fugmann, S. D., and Schatz, D. G.: Staggered AID-dependent DNA double strand breaks are the predominant DNA lesions targeted to S mu in Ig class switch recombination. *Int Immunol 16:* 549-57, 2004

Sakaguchi, N. and Melchers, F.: Lambda 5, a new light-chain-related locus selectively expressed in pre-B lymphocytes. *Nature 324:* 579-82, 1986

Sakano, H., Maki, R., Kurosawa, Y., Roeder, W., and Tonegawa, S.: Two types of somatic recombination are necessary for the generation of complete immunoglobulin heavy-chain genes. *Nature 286:* 676-83, 1980

Sale, J. E. and Neuberger, M. S.: TdT-accessible breaks are scattered over the immunoglobulin V domain in a constitutively hypermutating B cell line. *Immunity 9:* 859-69, 1998

Santagata, S., Besmer, E., Villa, A., Bozzi, F., Allingham, J. S., Sobacchi, C., Haniford, D. B., Vezzoni, P., Nussenzweig, M. C., Pan, Z. Q., and Cortes, P.: The RAG1/RAG2 complex constitutes a 3' flap endonuclease: implications for junctional diversity in V(D)J and transpositional recombination. *Mol Cell 4:* 935-47, 1999

Sanz, I., Kelly, P., Williams, C., Scholl, S., Tucker, P., and Capra, J. D.: The smaller human VH gene families display remarkably little polymorphism. *Embo J 8:* 3741-8, 1989

Sanz, I., Wang, S. S., Meneses, G., and Fischbach, M.: Molecular characterization of human Ig heavy chain DIR genes. *J Immunol 152:* 3958-69, 1994

Sasai, Y., Kageyama, R., Tagawa, Y., Shigemoto, R., and Nakanishi, S.: Two mammalian helix-loop-helix factors structurally related to Drosophila hairy and Enhancer of split. *Genes Dev 6:* 2620-34, 1992

Sasso, E. H., Willems van Dijk, K., Bull, A. P., and Milner, E. C.: A fetally expressed immunoglobulin VH1 gene belongs to a complex set of alleles. *J Clin Invest 91:* 2358-67, 1993

Sayegh, C. E., Quong, M. W., Agata, Y., and Murre, C.: E-proteins directly regulate expression of activation-induced deaminase in mature B cells. *Nat Immunol 4:* 586-93, 2003

Schaible, G., Rappold, G. A., Pargent, W., and Zachau, H. G.: The immunoglobulin kappa locus: polymorphism and haplotypes of Caucasoid and non-Caucasoid individuals. *Hum Genet 91:* 261-7, 1993

Schebesta, M., Heavey, B., and Busslinger, M.: Transcriptional control of B-cell development. *Curr Opin Immunol 14:* 216-23, 2002

Schroeder, H. W., Jr. and Dighiero, G.: The pathogenesis of chronic lymphocytic leukemia: analysis of the antibody repertoire. *Immunology Today 15:* 288-94, 1994

Schroeder, H. W., Jr., Walter, M. A., Hofker, M. H., Ebens, A., Willems van Dijk, K., Liao, L. C., Cox, D. W., Milner, E. C., and Perlmutter, R. M.: Physical linkage of a human immunoglobulin heavy chain variable region gene segment to diversity and joining region elements. *Proc Natl Acad Sci U S A 85:* 8196-200, 1988

Schroeder, H. W., Jr. and Wang, J. Y.: Preferential utilization of conserved immunoglobulin heavy chain variable gene segments during human fetal life. *Proc Natl Acad Sci U S A 87:* 6146-50, 1990

Schultz, C., Petrini, J., Collins, J., Claflin, J. L., Denis, K. A., Gearhart, P., Gritzmacher, C., Manser, T., Shulman, M., and Dunnick, W.: Patterns and extent of isotype-specificity in the murine H chain switch DNA rearrangement. *J Immunol 144:* 363-70, 1990

Selsing, E., Xu, B., and Sigurdardottir, D.: Gene conversion and homologous recombination in murine B cells. *Semin Immunol 8:* 151-8, 1996

Shaffer, A. L., Lin, K. I., Kuo, T. C., Yu, X., Hurt, E. M., Rosenwald, A., Giltnane, J. M., Yang, L., Zhao, H., Calame, K., and Staudt, L. M.: Blimp-1 orchestrates plasma cell differentiation by extinguishing the mature B cell gene expression program. *Immunity 17:* 51-62, 2002

Shimizu, A., Nussenzweig, M. C., Mizuta, T. R., Leder, P., and Honjo, T.: Immunoglobulin double-isotype expression by trans-mRNA in a human immunoglobulin transgenic mouse. *Proc Natl Acad Sci U S A 86:* 8020-3, 1989

Shinkura, R., Ito, S., Begum, N. A., Nagaoka, H., Muramatsu, M., Kinoshita, K., Sakakibara, Y., Hijikata, H., and Honjo, T.: Separate domains of AID are required for somatic hypermutation and class-switch recombination. *Nat Immunol 5:* 707-12, 2004

Shlomchik, M. J., Aucoin, A. H., Pisetsky, D. S., and Weigert, M. G.: Structure and function of anti-DNA autoantibodies derived from a single autoimmune mouse. *Proc Natl Acad Sci U S A 84:* 9150-4, 1987

Sideras, P., Mizuta, T. R., Kanamori, H., Suzuki, N., Okamoto, M., Kuze, K., Ohno, H., Doi, S., Fukuhara, S., Hassan, M. S., and et al.: Production of sterile transcripts of C gamma genes in an IgM-producing human neoplastic B cell line that switches to IgG-producing cells. *Int Immunol 1:* 631-42, 1989

Siebenlist, U., Ravetch, J. V., Korsmeyer, S., Waldmann, T., and Leder, P.: Human immunoglobulin D segments encoded in tandem multigenic families. *Nature 294:* 631-5, 1981

Snapper, C. M., Marcu, K. B., and Zelazowski, P.: The immunoglobulin class switch: beyond "accessibility". *Immunity 6:* 217-23, 1997

Sohail, A., Klapacz, J., Samaranayake, M., Ullah, A., and Bhagwat, A. S.: Human activation-induced cytidine deaminase causes transcription-dependent, strand-biased C to U deaminations. *Nucleic Acids Res 31:* 2990-4, 2003

Stall, A. M. and Wells, S. M.: Introduction: B-1 cells: origins and functions. *Semin Immunol 8:* 1-2, 1996

Stavnezer, J.: Antibody class switching. *Adv Immunol 61:* 79-146, 1996

Stavnezer-Nordgren, J. and Sirlin, S.: Specificity of immunoglobulin heavy chain switch correlates with activity of germline heavy chain genes prior to switching. *Embo J 5:* 95-102, 1986

Stevenson, F. K. and Caligaris-Cappio, F.: Chronic lymphocytic leukemia: revelations from the B-cell receptor. *Blood 103:* 4389-95, 2004

Sthoeger, Z. M., Wakai, M., Tse, D. B., Vinciguerra, V. P., Allen, S. L., Budman, D. R., Lichtman, S. M., Schulman, P., Weiselberg, L. R., and Chiorazzi, N.: Production of autoantibodies by CD5-expressing B lymphocytes from patients with chronic lymphocytic leukemia. *Journal of Experimental Medicine 169:* 255-68, 1989

Stoddart, A., Dykstra, M. L., Brown, B. K., Song, W., Pierce, S. K., and Brodsky, F. M.: Lipid rafts unite signaling cascades with clathrin to regulate BCR internalization. *Immunity 17:* 451-62, 2002

Storb, U.: The molecular basis of somatic hypermutation of immunoglobulin genes. *Curr Opin Immunol 8:* 206-14, 1996

Ta, V. T., Nagaoka, H., Catalan, N., Durandy, A., Fischer, A., Imai, K., Nonoyama, S., Tashiro, J., Ikegawa, M., Ito, S., Kinoshita, K., Muramatsu, M., and Honjo, T.: AID mutant analyses indicate requirement for class-switch-specific cofactors. *Nat Immunol 4:* 843-8, 2003

Tafuri, A., Shahinian, A., Bladt, F., Yoshinaga, S. K., Jordana, M., Wakeham, A., Boucher, L. M., Bouchard, D., Chan, V. S., Duncan, G., Odermatt, B., Ho, A., Itie, A., Horan, T., Whoriskey, J. S., Pawson, T., Penninger, J. M., Ohashi, P. S., and Mak, T. W.: ICOS is essential for effective T-helper-cell responses. *Nature 409:* 105-9, 2001

Tangye, S. G., Avery, D. T., and Hodgkin, P. D.: A division-linked mechanism for the rapid generation of Ig-secreting cells from human memory B cells. *J Immunol 170:* 261-9, 2003

Tashiro, J., Kinoshita, K., and Honjo, T.: Palindromic but not G-rich sequences are targets of class switch recombination. *Int Immunol 13:* 495-505, 2001

Tchirkov, A., Chaleteix, C., Magnac, C., Vasconcelos, Y., Davi, F., Michel, A., Kwiatkowski, F., Tournilhac, O., Dighiero, G., and Travade, P.: hTERT expression and prognosis in B-chronic lymphocytic leukemia. *Ann Oncol 15:* 1476-80, 2004

ten Boekel, E., Melchers, F., and Rolink, A. G.: Precursor B cells showing H chain allelic inclusion display allelic exclusion at the level of pre-B cell receptor surface expression. *Immunity 8:* 199-207, 1998

Toellner, K. M., Jenkinson, W. E., Taylor, D. R., Khan, M., Sze, D. M., Sansom, D. M., Vinuesa, C. G., and MacLennan, I. C.: Low-level hypermutation in T cell-independent germinal centers compared with high mutation rates associated with T cell-dependent germinal centers. *J Exp Med 195:* 383-9, 2002

Tomlinson, I. M., Cook, G. P., Carter, N. P., Elaswarapu, R., Smith, S., Walter, G., Buluwela, L., Rabbitts, T. H., and Winter, G.: Human immunoglobulin VH and D segments on chromosomes 15q11.2 and 16p11.2. *Hum Mol Genet 3:* 853-60, 1994

Tonegawa, S.: Somatic generation of antibody diversity. *Nature 302:* 575-81, 1983

Tseng, S. Y. and Dustin, M. L.: T-cell activation: a multidimensional signaling network. *Curr Opin Cell Biol 14:* 575-80, 2002

van Rooijen, N.: Direct intrafollicular differentiation of memory B cells into plasma cells. *Immunol Today 11:* 154-7, 1990

Vasicek, T. J. and Leder, P.: Structure and expression of the human immunoglobulin lambda genes. *J Exp Med 172:* 609-20, 1990

Vos, Q., Lees, A., Wu, Z. Q., Snapper, C. M., and Mond, J. J.: B-cell activation by T-cell-independent type 2 antigens as an integral part of the humoral immune response to pathogenic microorganisms. *Immunol Rev 176:* 154-70, 2000a

Vos, Q., Snapper, C. M., and Mond, J. J.: T(h)1 versus T(h)2 cytokine profile determines the modulation of in vitro T cell-independent type 2 responses by IL-4. *Int Immunol 12:* 1337-45, 2000b

Vrhovac, R., Delmer, A., Tang, R., Marie, J. P., Zittoun, R., and Ajchenbaum-Cymbalista, F.: Prognostic significance of the cell cycle inhibitor p27Kip1 in chronic B-cell lymphocytic leukemia. *Blood 91:* 4694-700, 1998

Wagner, S. D., Milstein, C., and Neuberger, M. S.: Codon bias targets mutation. *Nature 376:* 732, 1995

Wakabayashi, C., Adachi, T., Wienands, J., and Tsubata, T.: A distinct signaling pathway used by the IgG-containing B cell antigen receptor. *Science 298:* 2392-5, 2002

Weichhold, G. M., Klobeck, H. G., Ohnheiser, R., Combriato, G., and Zachau, H. G.: Megabase inversions in the human genome as physiological events. *Nature 347:* 90-2, 1990

Weichhold, G. M., Ohnheiser, R., and Zachau, H. G.: The human immunoglobulin kappa locus consists of two copies that are organized in opposite polarity. *Genomics 16:* 503-11, 1993

Weller, S., Braun, M. C., Tan, B. K., Rosenwald, A., Cordier, C., Conley, M. E., Plebani, A., Kumararatne, D. S., Bonnet, D., Tournilhac, O., Tchernia, G., Steiniger, B., Staudt, L. M., Casanova, J. L., Reynaud, C. A., and Weill, J. C.: Human blood IgM "memory" B cells are circulating splenic marginal zone B cells harboring a pre-diversified immunoglobulin repertoire. *Blood 12:* 3647-54, 2004

Weller, S., Faili, A., Garcia, C., Braun, M. C., Le Deist, F. F., de Saint Basile, G. G., Hermine, O., Fischer, A., Reynaud, C. A., and Weill, J. C.: CD40-CD40L independent Ig gene hypermutation suggests a second B cell diversification pathway in humans. *Proc Natl Acad Sci U S A 98:* 1166-70, 2001

Williams, S. C., Frippiat, J. P., Tomlinson, I. M., Ignatovich, O., Lefranc, M. P., and Winter, G.: Sequence and evolution of the human germline V lambda repertoire. *J Mol Biol 264:* 220-32, 1996

Wu, T. T. and Kabat, E. A.: An attempt to locate the non-helical and permissively helical sequences of proteins: application to the variable regions of immunoglobulin light and heavy chains. *Proc Natl Acad Sci U S A 68:* 1501-6, 1971

Wu, X., Wilson, T. E., and Lieber, M. R.: A role for FEN-1 in nonhomologous DNA end joining: the order of strand annealing and nucleolytic processing events. *Proc Natl Acad Sci U S A 96:* 1303-8, 1999

Wuerffel, R. A., Du, J., Thompson, R. J., and Kenter, A. L.: Ig Sgamma3 DNA-specifc double strand breaks are induced in mitogen-activated B cells and are implicated in switch recombination. *J Immunol 159:* 4139-44, 1997

Xie, K., Sowden, M. P., Dance, G. S., Torelli, A. T., Smith, H. C., and Wedekind, J. E.: The structure of a yeast RNA-editing deaminase provides insight into the fold and function of activation-induced deaminase and APOBEC-1. *Proc Natl Acad Sci U S A 101:* 8114-9, 2004

Yamada, M., Wasserman, R., Reichard, B. A., Shane, S., Caton, A. J., and Rovera, G.: Preferential utilization of specific immunoglobulin heavy chain diversity and joining segments in adult human peripheral blood B lymphocytes. *J Exp Med 173:* 395-407, 1991

Yancopoulos, G. D., DePinho, R. A., Zimmerman, K. A., Lutzker, S. G., Rosenberg, N., and Alt, F. W.: Secondary genomic rearrangement events in pre-B cells: VHDJH replacement by a LINE-1 sequence and directed class switching. *Embo J 5:* 3259-66, 1986

Yelamos, J., Klix, N., Goyenechea, B., Lozano, F., Chui, Y. L., Gonzalez Fernandez, A., Pannell, R., Neuberger, M. S., and Milstein, C.: Targeting of non-Ig sequences in place of the V segment by somatic hypermutation. *Nature 376:* 225-9, 1995

Yokota, Y., Mansouri, A., Mori, S., Sugawara, S., Adachi, S., Nishikawa, S., and Gruss, P.: Development of peripheral lymphoid organs and natural killer cells depends on the helix-loop-helix inhibitor Id2. *Nature 397:* 702-6, 1999

Yoshikawa, K., Okazaki, I. M., Eto, T., Kinoshita, K., Muramatsu, M., Nagaoka, H., and Honjo, T.: AID enzyme-induced hypermutation in an actively transcribed gene in fibroblasts. *Science 296:* 2033-6., 2002

Yu, K., Chedin, F., Hsieh, C. L., Wilson, T. E., and Lieber, M. R.: R-loops at immunoglobulin class switch regions in the chromosomes of stimulated B cells. *Nat Immunol 4:* 442-51, 2003

Yu, K., Huang, F. T., and Lieber, M. R.: DNA substrate length and surrounding sequence affect the activation-induced deaminase activity at cytidine. *J Biol Chem 279:* 6496-500, 2004

Yuille, M. R., Matutes, E., Marossy, A., Hilditch, B., Catovsky, D., and Houlston, R. S.: Familial chronic lymphocytic leukaemia: a survey and review of published studies. *Br J Haematol 109:* 794-9., 2000

Zachau, H. G.: The immunoglobulin kappa locus-or-what has been learned from looking closely at one-tenth of a percent of the human genome. *Gene 135:* 167-73, 1993

Zeng, X., Winter, D. B., Kasmer, C., Kraemer, K. H., Lehmann, A. R., and Gearhart, P. J.: DNA polymerase eta is an A-T mutator in somatic hypermutation of immunoglobulin variable genes. *Nat Immunol 2:* 537-41, 2001

Zhang, W., Bardwell, P. D., Woo, C. J., Poltoratsky, V., Scharff, M. D., and Martin, A.: Clonal instability of V region hypermutation in the Ramos Burkitt's lymphoma cell line. *Int Immunol 13:* 1175-84., 2001

Zhu, C. and Roth, D. B.: Characterization of coding ends in thymocytes of scid mice: implications for the mechanism of V(D)J recombination. *Immunity 2:* 101-12, 1995

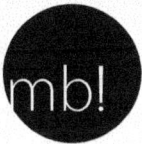

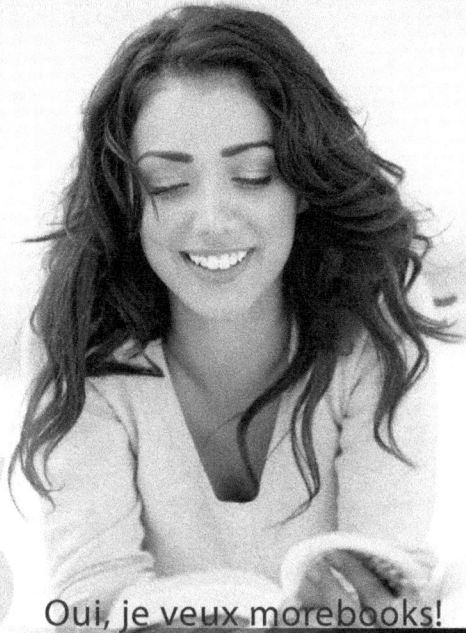

www.ingramcontent.com/pod-product-compliance
Lightning Source LLC
Chambersburg PA
CBHW021104210326
41598CB00016B/1321